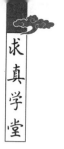

U0147430

平衡中医

回归阴阳的本源

朱庭芳 著

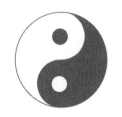

全国百佳图书出版单位

中国中医药出版社

·北 京·

图书在版编目（CIP）数据

平衡中医：回归阴阳的本源 / 朱庭芳著 . —北京：
中国中医药出版社，2022.9（2022.12 重印）
（求真学堂）
ISBN 978–7–5132–7653–5

Ⅰ . ①平… Ⅱ . ①朱… Ⅲ . ①中医学—理论研究
Ⅳ . ① R2

中国版本图书馆 CIP 数据核字（2022）第 095197 号

中国中医药出版社出版

北京经济技术开发区科创十三街 31 号院二区 8 号楼
邮政编码　100176
传真　010-64405721
三河市同力彩印有限公司印刷
各地新华书店经销

开本 880×1230　1/32　印张 5.5　字数 104 千字
2022 年 9 月第 1 版　2022 年 12 月第 2 次印刷
书号　ISBN 978 – 7 – 5132 – 7653 – 5

定价　35.00 元
网址　www.cptcm.com

服 务 热 线　010-64405510
购 书 热 线　010-89535836
维 权 打 假　010-64405753

微信服务号　**zgzyycbs**
微商城网址　**https://kdt.im/LIdUGr**
官 方 微 博　**http://e.weibo.com/cptcm**
天猫旗舰店网址　**https://zgzyycbs.tmall.com**

如有印装质量问题请与本社出版部联系（010-64405510）
版权专有　侵权必究

作者简介

朱庭芳，副主任医师。生于 1973 年，福建省龙岩人。1998 年毕业于福建医科大学。早年因家父久患肺心病，西医乏效，遂立志学好中医，为父治病。师承漳州市名中医方安海主任，以及经方名家王三虎、毛进军等，系统研究了《伤寒论》《金匮要略》《黄帝内经》等医著，传承融会施今墨、蒲辅周、岳美中等医家思想，并通晓现代细胞营养学。开创了平衡对称制方心法，制方精准，方药小巧而灵动。

内容简介

　　本书作者朱庭芳师承漳州市名中医方安海、王三虎、毛进军等医家，系统研究《黄帝内经》《伤寒论》《金匮要略》等医著，深入研究施今墨、蒲辅周、岳美中等医家思想，且衷中参西，通晓融会现代细胞营养学。其核心思想在于以传统的八纲为根基，进一步完善和发挥，并上升为平衡理念。作者临证每以平衡之理念，分析病机病证，并以此指导方药之运用，力图追求"和其阴阳"之境界。其医论及医案富于哲理，笔法流畅；其用药轻灵，无论是运用汤液、药散、膏方，还是外治法，皆具鲜明个性。

编辑前言

说到与朱庭芳医生的缘分，还是要回到"求真学堂"这个原点。"求真学堂"最早是我为北京中医药大学校研究生会办的系列学术讲座起的名，现在也是我策划的这套丛书的名字。

为本书题写"后记"的赵春杰医生，2016年来北中医旁听"求真学堂"讲座，我当时是主持人，会后他加了我的微信，但之后多年也仅限于朋友圈的点赞之交。2021年11月的一天，赵医生突然联系我，介绍一位很有造诣的中医朱庭芳，问我能否帮其组织一场讲座，把他这套理论和处方用药的思路分享出去让更多人受益。

在赵春杰医生的引荐下，我和朱医生加了微信，开始了经常一聊就一两个小时的问答。朱医生平时笔头很勤，有时间就马上用手机把医案记录下来，虽然一开始也没有计划出书，但原材料已经差不多了。但只有医案，距离成书出版还是很遥远的，我就建议他把自己这套理论逐渐确立、完善的来龙去脉讲清楚，放到上篇。而下篇医案的关键——辨证用药的思辨过程，在他这里就是确定平衡点及其对应用药，其实就是他平时处方时打的那张草稿纸的每一步，也要让读者看清楚、能学会。

我对待不熟悉的人事物向来心态开放，但态度谨慎，于是用朱医生的制方方法给我亲朋开方治病，也把自己的父母作为"小白鼠"来体验营养补充剂作为中医治疗的辅助是否有效，检验他是不是吹牛。虽然样本数量极其有限，但在这个"检验"的过程中，发现朱医生这一套理论和实践经验确有许多亮点和价值，值得让更多人知道和研究学习。

朱医生这套平衡理论，在我看来相当巧妙，很有"西学中"的味道在里面，又很实际落地。因为已经合乎于"道"，大道至简，所以用起来又简便易行。虽说我暂时对复杂疾病平衡点的主次先后还不太能把握，但是看到朱医生这样运用阴阳，拓展八纲辨证，还把对应用药总结出来，也觉得眼前一亮。其用药轻灵，哪怕有时平衡点很多导致药味众多，但总的药量还是偏少的，加之常用散剂，药少力雄，又方便患者服用，减轻经济负担，减少药材浪费。这一点非常有现实意义，值得鼓励和宣扬。其在临床相当灵活变通，衷中参西，还加上现代营养学的辅助支持，内服外用皆有，甚至能想到用颗粒剂做膏方的方法，真是让人脑洞大开。朱医生顺应这个时代，早就开始线上诊疗，积累了相当多的经验，也是为何很多医案里没有脉诊的原因。

"千教万教教人求真，千学万学学做真人"，可能我们穷其一生都在追求这个"真"，做人真诚，学问真实。朱医生的这套理论，他能毫无保留地拿出来跟大家分享，也做好了接受批评、建议的准备，如能对大家有所启发，产生思想碰撞的火花，已甚欣慰。

宋雨辉

2022 年 8 月于中国中医药出版社

罗　序

芗城地灵，物宝天华，人杰辈出，水仙遐迩，女排闻名。今有朱君，名号庭芳，精研医道，悬壶济世，三十春秋，出类拔萃，堪称典范。

朱君好医，寝馈经典，沈酣学海，焚膏继晷，兀兀穷年，继圣绝学，博采众长，勤学慎思，明辨笃行，深谙医理，不落窠臼。

朱君明易，遵经循理，道法自然，更知阴阳，深究平衡、气血表里、寒热虚实、燥湿升降、通堵散结。知其而要，守中用中，执一驭万，创平衡学，执医大纛。

朱君于诊，临证辨疑，制方严谨，了了数味，简约有序，理法中肯，患家服毕，一剂而知，二剂既已，药至病除，效宏如此，师古不泥，仁心妙手。

朱君著书，立足经典，审谛覃思，研究菁华，不趋热点，不攀不附，医论医案，独树一帜，经年集腋，一朝成裘，聚篇成帙，平衡中医，横空出世。

朱君治学，满腹经纶，由西学中，长思颖脱，融会贯通，医之楷模。幼承庭训，历练芬芳，庭芳之名，光耀医坛，业医重望，实至名归。

吾本小医，诊余交流，朱君坦荡，娓娓道来，术不自秘。今其大著，刊行布世，功莫大焉。嘱余为序，诚惶诚恐，不自量力，勉而为之，句句肺腑，望君不弃。

民间中医罗震天

2022 年 6 月于武夷山

自　序

在我二十岁的时候，父亲已是六十多岁的老人，常常咳嗽、气喘，咳泡沫样白痰。在我们老家福建龙岩，求诊于西医，诊断为肺心病，每用完西药，不但徒劳，更有加重之趋势。母亲及家人日夜担忧，但束手无策。时鄙人正在龙岩二中读高三，听闻此讯，亦寝食难安。某周末，乘公交车回白沙看望父母，偶闻车上一中年妇女言，溪南一老中医医术很好。言者无心，听者有意，急详询其地址。回到白沙，即带上老父，前往诊治。带回老中医所开中药，急煎服。服后父亲叹言："自觉胸部前所未有之舒畅。"

我的心中极为诧异和好奇，并对中医生起了极大的崇拜和向往之心，遂后来高考志愿决定报中医学院。父亲闻讯大惊，力劝说，中医学院毕业后工作难找，若真想读医，当先读西医，好找工作，中医可以业余自学。后果考入西医学院，然对中医的热情始终未减。入学1个月，结识了同班同学蔡韶宾，见其每天携带一本老版的《伤寒杂病论》，于是借来一阅，竟然渐渐痴迷于其中朴素的文字和奇妙的药方。

暑假回家，恰邻居一八旬老者，全身浮肿，小便不出，命在旦夕，试投五苓散（茯苓、白术、泽泻、猪苓、桂枝），竟小便出，肿消。

后吾渐渐拜读了《金匮要略》《黄帝内经》《温病学》《脾胃论》《医宗金鉴》，郑钦安的《医理真传》《医法圆通》《伤寒恒论》等，以及其他各家医案。中华文明上下五千年，中医典籍浩如烟海，各朝各代，各家各派，各执己见，纷争不休，以致后学往往亦各执一词，莫衷一是。而现代中医似又多效仿方证相对论。鄙人认为，学习中医，一开始从方证、药证入手是对的，但若止步于方证、药证，则后期难以深入。对于粗浅、病机简单的病症，方证、药证效果可以出来，而对于病机复杂的病症，则很难奏效。并且中医如果仅是停留于方证相对层面，如何配得上"博大精深"四个字？

阴阳平衡是世界运行所遵循的普遍规律，也是人体健康运转的本质规律。凡存在，都是某种平衡的存在。药可以平衡阴阳，针亦可以平衡阴阳。历代中医各家各派，各执其说，纷争不停，疑惑不断，皆是没能看破"平衡"二字。

《易经》是群经之首，中医的阴阳思想上承于《易经》，阴阳的奥秘在于平衡。平衡则万物有序，失衡则万事失序。及至《黄帝内经》，始终强调人体的阴阳平衡。读《伤寒论》，人们常常以为方证才是核心，其实方证只是阴阳变化的表象，核心仍然是平衡（阴阳、表里、寒热、虚实等）。"平衡"二字，足可以贯穿中医几千年的历史；"平衡"二字，亦可以统一中医之各家各派。唯全面深刻理解平衡，方能看破博大精深的中医学。若看不破平衡，则将迷失在浩如烟海的中医典籍之中。以人为师，更要以天地为师。天地之道，终究以平衡为根本。

早年学习中医，我曾以许多现代中医名家为师，我没有忘记导师们的恩情，但我却没有完全按照他们的思想和指导方法继续走下去。鄙人独立思考，重新观阅经典和前辈医案，以传统的八纲为根基，将燥湿、升降、气血、营卫等与阴阳、表里、寒热、虚实进行对接，将八纲阴阳平衡的思想方法进行总结和延伸，直到延伸至营养学界的"营养平衡"。再回顾中医几千年的历史，各家各派，皆不出平衡对称规律，终于柳暗花明，万法归一，于是中医在我的心中不再有门派之争，已经互为交融，无门无派。临证时，抛弃了方证相对的传统方法，根据阴阳平衡的法则制方，并融入现代营养学的理论和实践，于是无拘无束，而疗效倍增。有人言我，此法诡异，我答之，此为道法自然。

十余年前，鄙人曾观读《医学衷中参西录》，惊叹其不但衷中参西，且医理通透，用药简约轻灵，文字纵横矫健，妙笔生花，深为折服，深感为医者当如是。十余年来，人生虽经历生死浮沉，然吾光阴未曾虚度，以古人为师，每于临证，必观察其疗效，揣摩其医理，并载之以案。

鄙人西学出身，自学中医，通读《伤寒论》《金匮要略》《黄帝内经》诸医学经典及后世多家医著、医案，后又钻研现代营养学，终于悟得平衡之妙义，发现平衡乃是宇宙的普遍规律。以此角度再去思考、观读中医经典及先贤医著医案，果然不出平衡对称之规律。

中医传统八纲之阴阳、表里、寒热、虚实，尽显平衡之美，但并不完善详尽。于是我将燥湿、升降、气血、营卫、通堵、上下、左右、散结等与八纲对接，并以此为指导，制方用药，渐渐逼近"和其阴阳"的境界，患者普遍反馈效果很好。

今承蒙中国中医药出版社宋雨辉编辑之邀约，督促和帮助鄙人将平时所载之医案医论整理成册。予观《金刚经》名句："一切有为法，如梦幻泡影，如露亦如电，当作如是观。"人生的终极意义当如火炬，照耀并指引他人。遂倾吾之所有，公之于众。但毕竟学识有限，功夫尚浅，诚惶诚恐，献丑于大庭广众之下。抛砖引玉而已，不足之处，望诸同仁多加指正。

谨以此书献给我的单位和同事，献给我的导师和帮助过我的人，他们的关怀和鼓励给了我力量和灵感；献给我的父母和家人，他们的爱和信任让我坚定前行。

朱庭芳

2022 年 6 月 18 日于漳州

目　录

上篇
医论医话

一、缘起

俗话说，功夫在诗外。2016年，鄙人有幸拜读了《失传的营养学》一书，折服于现代营养学的均衡营养与细胞修复的理论与实践。后又拜读了现代中医名家王三虎教授"燥湿相混"的相关论述。"燥湿"二字，似与八纲辨证之阴阳、表里、寒热、虚实，有相通之处。再拜读中医前辈施今墨、蒲辅周的精彩医案后，归纳其用药方略，不但涵盖阴阳、表里、寒热、虚实，更具升降、上下、左右等。

鄙人体会，均衡营养有助于人体细胞修复而愈疾。中医通过调整人体的表里、寒热、虚实、燥湿、升降、上下、左右等亦能愈疾。前后二者皆得益于平衡，于是恍悟"平衡"二字是普遍规律。再遍观中医上下几千年，各朝各代，各门各派，虽各执其说，众说纷纭，仍跳不出"平衡"二字，只是各自关注和擅长的平衡点不同而已。如郑钦安注重的平衡点是坎中之阳；东垣注重的平衡点是燥湿、升降；丹溪擅长于寒热平衡等。于是心中带着"平衡"二字，再去阅读前贤文字，已然畅通无阻，更用"平衡"二字临证制方，疗效卓然。

二、平衡对称心法总论

任何疾病都是因阴阳不平衡所导致的，任何治疗都是在调和人体之阴阳平衡。《黄帝内经》千言万语，不过"扶正祛邪，阴阳平衡"；《伤寒杂病论》诸方证变化万千，也是不出阴阳、表里、寒热、虚实。

阴阳不该是停留在哲学层面的抽象概念，凡是两两相对的都必须是阴阳的内容，所以应该也必须除表里、寒热、虚实平衡之外，还包括营养平衡、体温平衡、心理平衡、菌群平衡，以及燥湿、营卫、气血、正邪、出入升降、上下、前后、左右、散收、通堵、散结、亢厉（"厉"是"亢"的反义词，厉即严厉，收敛之义。如肝气上亢，则需以镇肝之药厉之）、补泻、缓急、玄府（汗孔）之开合及元阴、元阳等的平衡。

正如《素问·阴阳离合论》所言："阴阳者数之可十，推之可百，数之可千，推之可万，万之大不可胜数，然其要一也。"

望闻问切以相其阴阳。相其阴阳旨在和其阴阳，并以平为期而已。平衡对称，对立统一，一阴一阳，平衡对立是自然的客观规律，道法自然，吾道亦当一阴一阳，平衡对称，对立统一，故曰"一阴一阳之谓道"。道之规律，一阴一阳平衡对称而已，故又曰"大道至简"。

三、论阴阳

《易经》讲的是阴阳的变化，《黄帝内经》的核心思想在于阴平阳秘，《伤寒论》方证的变化本质是阴阳的变化。

持守中庸之道，是和其阴阳思想的必然要求。调和其阴阳，以平为期，也是中医的最高境界。

钥匙开锁，必须阴阳和合；中医治病，必须讲求阴阳和合。

阴阳即矛盾的对立面：阴阳、表里、寒热、虚实、气血、升降、营卫、敛散、左右、前后、上下、燥湿、缓急、肾气的纳吐、软坚、损复、氧化与抗氧化、瘀血与活血、气滞与理气等，阴阳具有无穷性。

调和阴阳，即反其道而行之。寒者热之、虚者补之、升则降之、燥则润之……

"观其脉证，知犯何逆，随证治之"的本质仍然是随着阴阳的改变而改变。

四、论阴阳辨证

"医学一途，不难于用药，而难于识症。亦不难于识症，而难于识阴阳"（《医理真传》）。"以病参究，一病有一病之虚实，一病有一病之阴阳"（《医法圆通》）。但郑氏之阴阳止于元阴与元阳，在鄙人看来仍有一定的局限性。

传统中医的八纲辨证，即以阴阳为总纲的阴阳、表里、寒热、虚实，其对阴阳的认识虽说概括，但难免有限。阴阳何止于八纲？凡"两两相对"者皆为阴阳。

望闻问切，观其脉证，相其阴阳，和其阴阳。辨阴阳是中医的真境界。中医博大精深，唯悟透了阴阳，才能真正厘清中医之脉络。

当今医者多以辨方证和药证为主，止步于此，能有意识地辨阴阳者寥寥无几。当然辨方证是基本功，但辨阴阳才是中医的法宝。

五、方证浅论

学习中医，从方证、药证入手是对的，但若一直止步于方证、药证，则后期难以深入，对于粗浅，病机简单的病症，效果可以出来，对于病机复杂的病症，则很难奏效。

举目望去，还有诸多同仁要么在经方的六经辨证里钻牛角尖，要么在《方剂学》里苦寻出路。但无论如何，仍然是跳不出方证与药证的本质。因为心中的执念，作茧自缚、画地为牢者，比比皆是。平庸的思想，必然产生平庸的中医。

中华上下五千年的文化，无论哪个行业，归根到底，其实都有一个共同的核心思想，即阴阳。阴阳最早见于《易经》，《易经》是群经之首，其地位甚至在某种程度上高于《黄帝内经》与《伤寒论》。学习中医者，如果没有从经典中开启智慧，体悟出阴阳的本源，从阴阳平衡的高度去引导用药的走向，即使将经典和《方剂学》倒背如流，医术仍然平庸，顶多是一个能熟练运用方证，善于套方的中医。其本质上仍是个拿来主义者，是执方家。体悟出阴阳的本源之后，易执方为制方，心生万法，道法自然，自然而然，中医进入上层境界，方乃杰出的制方家。

六、临证心得体会

症有千变，药亦千变，却不出阴阳之变化。

阴阳者，表里、寒热、虚实、升降、燥湿、营卫、气血、散结、通堵、开合、上下、左右、体温的高低、元阴元阳、营养平衡等。变虽无穷，总不离乎阴阳。故《素问·阴阳离合论》："阴阳者，数之可十，推之可百，数之可千，推之可万，万之大不可胜数，然其要一也。"

"医学一途，不难于用药，而难于识症，亦不难于识症，而难于识阴阳……阴阳消长盈虚，发为疾病，万变万化……人身阴阳合一之道，万病总是在阴阳之中。"（郑钦安《医理真传》）

下医常其形，生搬硬套。上医无常形，变化多端，故上医如行云流水。

凑症状以命证，执成方以治病，常其形也。用药如用兵，兵无常势，水无常形，其要在于把握阴阳合一之道，方能达到无形之境界。

七、营养学与中医学

营养学与中医学不是类似，而是相通。与其说是相通，不如说是延续。中医学的精神在于平衡二字，如表里、寒热、虚实、燥湿、升降、气血、营卫等的平衡。营养学的精神亦处处旨在平衡二字，如肠道的菌群平衡，常量与微量营养平衡，氧化与抗氧化的平衡，等等。

万事万物皆因平衡而保持秩序，万事万物亦皆因失衡而失去秩序。中医学长于把握宏观之平衡，营养学长于把握微观之平衡。宏观与微观，一大一小，一阴一阳，互为延续，互为补充。中医的疗效因营养支持而事半功倍，摄入的营养也因气血平衡的引导而起到事半功倍的效果。

中医学与营养学一以贯之本是自然客观规律，智者博采中医与营养各自平衡之所长，道法自然，方能自然而然。

八、读施今墨先生著作之体会

观施今墨先生之著作，其用药虽多，但杂而不乱，秩序井然，量虽小，但功效卓然。

其遵循的秩序是平衡对称法则，用平衡对称法则去驾驭众多的药物。如果脱离此法则，就根本无法驾驭。

最繁杂的东西莫过于世间万物，但万物之有序，恰恰是遵循了平衡对称法则。因此，平衡对称法则是宇宙间的普遍法则。

掌握了平衡对称法则，才能执简驭繁，化繁为简。万事万物如此，中医当然亦如此。

再观之《黄帝内经》，无时无刻无处不在强调平衡对称，即阴阳平衡。"阴阳者，数之可十，推之可百，数之可千，推之可万，万之大不可胜数，然其要一也"。又观之《伤寒论》，粗观之，似乎处处是方证相对，细思之，仍然遵循平衡对称法则，即表里、寒热、虚实、燥湿、升降、营卫、敛散等。

"观其脉证，随证治之"，"和其阴阳，以平为期"。心法普世千年，良医却屈指可数，缘因智慧不可轻得。

九、临床常见平衡点及其对应方药

燥湿平衡：例如茯苓、白术、泽泻、滑石、车前子、薏苡仁等祛湿，温胆汤等化痰。天花粉、石斛、麦冬等润燥。

升降平衡：例如温胆汤（竹茹、枳实、陈皮、法半夏），代赭石、厚朴、旋覆花、牛膝等主降下。黄芪、桔梗、升麻主升。正气宜升，浊气宜降。

上下平衡：例如黄连、黄芩、栀子等主上，牛膝、肉桂、杜仲、附子、桑寄生等主下。上宜清，下宜温。

左右平衡：左肝右肺。肝主升，但不宜亢，亢则厉之，故曰亢厉平衡，用药为柴胡、白芍、石决明、菊花、龙齿、钩藤、牡蛎等。肺主肃降，保持肺气之出入平衡（前胡、桔梗、枳壳）。失之，则出入失衡。

营卫平衡：例如桂枝、白芍、黄芪、白术、防风。

通堵平衡：例如桃仁、红花、乳香、没药为通血，柴胡、香附、郁金为通气，地榆、侧柏叶、藕节、血余炭、仙鹤草等为堵。

寒热平衡：例如入中焦的黄连、黄芩为寒，吴茱萸、干姜为热；入下焦的黄柏、知母为寒，肉桂为热。

气血平衡：例如黄芪补气，当归补血。

散结平衡：例如夏枯草、牡蛎、浙贝母、昆布、海带、山慈菇、海藻等软坚散结。

表里平衡：例如荆芥穗、防风、蔓荆子、藁本等解表。

呼吸之出入平衡：例如前胡、桔梗、枳壳。

缓急平衡：例如白芍、赤芍、甘草主缓，威灵仙通利走窜。

虚实平衡：例如党参、白术等补虚，厚朴、枳实、陈皮、大黄等泻实。

肝经亢厉平衡：例如柴胡疏肝，白芍、菊花、石决明、牡蛎、龙齿、钩藤等平肝、镇肝。

利尿、缩尿平衡：例如茯苓、泽泻、猪苓、玉米须等利尿，山茱萸、覆盆子、桑螵蛸、金樱子、莲子等缩尿。

十、平衡中医理论对脾胃的认识

中医认为，脾主运化，胃主受纳，脾胃有如人体的枢机，因此非常重视调脾胃。平衡中医理论也非常重视脾胃的作用，但考虑得更加全面，如燥湿平衡、升降平衡，同时也把枢机的上下、左右等也考虑进去。

脾失健运之后，必然痰湿内蓄（最重要的表现是口干或还未口干，小便短少，大便黏腻或干燥，舌体胖大），升降失常（腹胀，食欲差，舌苔厚腻）。在健脾祛湿的同时，不管是否伤津（口干或还未口干），会适当佐以润燥的中药，比如天花粉、麦冬、石斛等，目的在于可以起到生津的作用（口干）或者预防因利湿而产生的伤津（口未干），所谓料敌于先。

脾失健运之后，除了健脾祛湿润燥之法，还要兼顾升降问题（腹胀，胃口差，呃逆等），因此必须用竹茹、枳实、陈皮、法半夏、厚朴、山楂、麦芽、神曲等沉降助消化之类的中药。而脾失健运、升降失常的患者，心火与肾水没有互为交通，常常心火炎于上（表现为上热），肾水寒于下（表现为腰酸、腿寒），或者肝经郁滞（容易焦虑）等，因此，上下、左右的问题不容忽视。

平衡中医理念以平衡的视角通过症状看到疾病阴阳失调的本质，即燥湿、升降、上下、左右、寒热、虚实、表里等，并以平衡点为指导用药的方向，并非用药上的撒大网，而是力求"和其阴阳"，中医治病的本质和最高境界就是在调和阴阳。而传统的补土派思想或者说中医的任何流派思想，在平衡中医理念面前，只是平衡中医理念里必须考虑的一个平衡环节而已。

十一、对"西学中"的看法及建议

一般来说，如果没有特殊的原因，西医很少会去主动学习中医，即使学了，也多是学点皮毛，很难深入。因为先入为主，之前西医逻辑推理的思维方法早已深入其心。很多西医对中医这种需要抽象及富于哲理的思维方法，很不适应。

但个别西医，却能够突破"术"的层面，同时平时又注重哲学方面的思考，一旦进入"道"的层面，就会发现中医的智慧和精妙，之前的不利因素反而成为有利因素，其对中医的理解往往会超越许多所谓纯粹的中医人。中医学与西医学各自有其认识世界的角度和方法，但殊途同归，最终都是在强调自己领域的平衡。

中医学和西医学，在"平衡"的思维高度上，确实可以达到统一。无论是中医排斥西医，还是西医排斥中医都是思维高度不够的表现。

因此，建议"西学中"的医师，除了要研读中医经典著作之外，还需要在哲学方面（比如矛盾论）进行深度思考和总结。其实无论中医还是西医，都对世界的认识有一种"执念"，唯有哲学不偏不倚。

十二、对中医外治法的思考

清代名医吴师机之《理瀹骈文》有名句："外治之理即内治之理，外治之药即内治之药，所异者法尔。"以此为根据，笔者常用外治法治病，收效显著，例如下案。

口腔溃疡、疱疹性咽峡炎案：患儿李某，女，27 个月大，厦门人。2021 年 8 月 2 日深夜，其母微信留言：因厦门疫情反弹，赴漳州不便，其女反复低烧 4 天（核酸检查阴性），求网诊一试。

症状：口腔及舌头多处溃疡，牙龈红肿，稍触碰就出血，咽峡部见有疱疹，因疼痛不欲食。夜间烦躁，睡眠不安，小便短黄，大便黑黏，量极少。舌尖红紫，舌苔黄厚腻。

辨证立法：脾失运化，痰湿内蓄，郁久生内热，气机升降失常。当以健脾利湿、清热化痰、调和升降为法。

方药：竹茹 9g，枳实 9g，陈皮 6g，法半夏 9g，茯苓 9g，厚朴 6g，黄连 6g，黄芩 9g，牡丹皮 6g，天花粉 3g，泽泻 9g，车前草 9g，淡竹叶 9g，滑石（包煎）6g。

6 剂。因患儿小，拒服中药，每剂多碗水煎两遍，泡澡。

泡完 5 剂，家属反馈：上述症状基本消失，食欲改善，黄腻苔退去，睡眠良好。

外洗与内服之中药，处方原理相同，差异在于内服的剂量可以较少，外洗之剂量必须较大（一般是常规内服剂量的5倍到8倍）。这种外洗方法，对于内服中药不方便的婴幼儿患者具有非凡的意义。

十三、对中医、西医、营养学的思考

自从西医传入中国，就有中、西医之争论。时至今日，仍争论不息。

随着人们对营养学的认知积累，现代营养学的兴起，营养产品被不断宣传、推广和使用，在营养学界已是一股不可忽视的潮流。因此，在鄙人看来，人类健康领域至少存在着中医学、西医学、营养学三大界别。

中医学、西医学之矛盾尚且不能调和，而营养学的出现，似乎更加令人混乱。然从"平衡"二字入手，中医学、西医学、营养学三者可以达到高度的统一。中医学侧重于追求整体的平衡，如上下、左右、表里、寒热、虚实、燥湿、升降、气血、营卫、通堵等。西医学侧重于追求局部的平衡，如电解质紊乱的平衡纠正、出血与止血、冠状动脉搭桥术（局部的血液通畅）、抗生素的消炎等。营养学强调的饮食平衡、肠道的菌群平衡、氧化与抗氧化平衡、微量营养的补充等，亦处处旨在平衡二字。

中医学强于宏观的平衡，短于微观之平衡。西医学强于微观的平衡，短于宏观之平衡。营养学的平衡恰恰是中医宏观平衡的延伸和发展。中医学、西医学、营养学三者完全可以在平衡的认知高度上达到统一，融会贯通，优势互补。

十四、关于中药散剂的思考

本人认为，只要一张中药处方确实做到了和其阴阳的境界，即使只开一剂普通的中药，共为末，仍然可以取得明显疗效。

这样的案例不胜枚举，以此咽痛、发热案为例。

患者朱某，女，20岁，大二学生。因咽痛、发热来电话询问（核酸检测阴性）。

症状：发热头晕2天，伴咽喉肿痛，口干舌燥，全身肌肉酸痛。舌苔厚腻，舌胖大，舌偏红。

辨证立法：风邪外袭，入里化热，风热搏结，蕴结成毒，热毒侵袭咽部，故咽喉肿痛。热邪伤津，故口干舌燥。当予祛风解表，清热解毒利湿之法。

处方：葛根12g，薄荷9g，羌活6g，玄参9g，牛蒡子9g，连翘9g，桔梗9g，白茅根12g，芦根12g，淡竹叶9g，滑石9g，甘草6g，生石膏12g，麦冬6g。1剂，上药共为末，每次调温开水服一汤匙量（约6g）。

服后反馈：共服4次，服1次即明显好转，服4次后已经康复如初。

实践证明，医者所制之方只要真正做到和其阴阳，即使中药的剂量很小，照样可以做到药到病除。（平衡是中医治病的本质，小小秤砣压千斤，小量中药，只要切中其平衡点，依然是可以四两拨千斤的）。中国是拥有 14 亿人口的大国，推广小剂量用法，不但可以为社会节省宝贵的药材，同样有利于患者身体（是药三分毒），还能为国家医保与患者自身减轻经济负担，意义非凡。

十五、关于中医分科的思考

在鄙人看来，分科过细，某种程度上对中医的成长是不利的。一个优秀的中医，首先要参悟阴阳之妙义。阴阳不是抽象的，阴阳的平衡是表里、寒热、虚实、升降、燥湿、气血、营卫、通堵、散结等的平衡。中医的内、外、妇、儿、皮肤科，如果从平衡的理念去思考，其实是相通的，因此从平衡的理念去论治，思维是一贯的。

所以领会了阴阳平衡的要义，即可通治各科。例如皮肤科，如果仅仅是见病治病，见皮治皮，不能从整体的平衡入手，往往乏效。

例如下面的这例风团案。患者陈某，女，61岁。症状：全身风团，瘙痒2个月，伴口干多饮，心烦口苦，多梦，眠浅，时常腹胀，大便黏腻，小便短少，舌胖大，舌苔腻，脉沉滑。前医治疗2个月，见皮治皮，收效甚微。鄙人从平衡入手，处方：天花粉6g，茯苓6g，白术6g，泽泻6g，猪苓6g，滑石（包煎）3g，苍术6g，厚朴6g，陈皮6g，竹茹6g，枳实6g，法半夏，黄连3g，栀子6g，黄芩6g，生石膏9g，刺蒺藜6g，防风6g。6剂。服后反馈：二便通畅，睡眠良好，风团消退。

十六、关于制方与套方的思考

药者，钥也。良医制方，如良匠制钥。锁与钥阴阳配对，凹凸相合，恰到好处，则四两之力，足以拨千斤之门。良医制方之理实与此相通，亦阴阳尔。而阴阳之具体实乃八纲及其延伸。

然善制方者，实寥寥无几，多数是以古人所制之方为依据，随症状而加减，这其实是套方，或者说是一种对号入座，依样画葫芦的方法。

套方与制方的根本目的仍然在于"和其阴阳"，然套方实在很难真正地做到"和其阴阳"，或者说与阴阳病机常有偏差和出入，所以套方的结局必然是效果飘忽，有时有效，有时没有效。而制方的思路，是以阴阳为指导方向，直指"和其阴阳"的目标，所以制方的结局必然是效果比较好。

当然制方又分善制方者和不善制方者，善制方者，天衣无缝。不善制方者，反而不如套方。古之良医，皆善制方，如医圣仲景所制之方，堪称经典。张锡纯著《医学衷中参西录》，其所制之方，亦出神入化。制方容易出明医，套方实无奈之举。

十七、现代社会阴阳失衡原因的几个思考

古代农耕社会，熬夜就是在破坏生产力，所以古人较少熬夜。而现代文明社会，熬夜却是在繁荣经济，所以现代社会的各行各业是在引导人们熬夜。人们正在普遍远离"日出而作，日落而息"的生活状态。熬夜极易让人升降失常（如出现失眠）、上热下寒（如上火）等。

太平盛世，让人远离了饥饿。而过于饱腹，则伤脾土。脾失健运，必然痰湿内蓄、升降失常、上热下寒等。

城市化的生活状态，动静失衡，人的压力过大，肝经缓急失常，心烦、肝气郁结者比比皆是。

农作物种植过程中化肥及农药的普遍使用，大气及水的污染，土壤反复耕种导致的肥力下降等，导致食物营养失衡、毒性增加（农药残留）、自由基的破坏（氧化）等情况大大增多，无时无刻不在破坏着人体微观的平衡。

现代人类生存环境与状态的改变，破坏人类各种平衡的因素多了许多，而且防不胜防。现代社会的疾病谱明显与古代不同，如肿瘤、糖尿病、高血压等发病率大大提高。现代中医当有更加开阔的视野，为传统中医注入和延伸阴阳平衡之新内容，如燥湿、升降、散结、通堵、氧化与抗氧化平衡、肠道的菌群平衡、营养平衡等。如此方能审证求因，通过祛除病因让阴阳自和，来恢复阴阳平衡。

十八、中医修习的五个层次

第一层次，即初学的层次，该层次当以熟悉药性、药理、病理、生理等为主，尚属于初学者。

第二层次，即简单的套方阶段，根据方剂学的方与证相对应，依样画葫芦，对号入座，生搬硬套，效果一般。

第三层次，在第二层次的基础上，比较灵活，根据病情的变化，能简单地随证加减，效果比之前好。

第四层次，根据病情需要，可以灵活运用方剂随证加减，可以灵活合方，效果会比之前更好，可惜处方仍然是停留在有形的阶段，一般人很难再突破。

第五层次，有幸突破了有形阶段，而进入无形的境界，能够随心所欲，精准地制方。此时方无定方，法无定法，真正地领悟了阴阳之妙义，达到了心灵自由之境界。

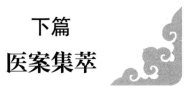

下篇
医案集萃

一、呼吸系统疾病

喘息性支气管炎案

患者黄某，男，52岁，漳州华安人。曾咳嗽、气喘2年余，每于感冒后加重，西医诊断为喘息性支气管炎。

病情：咳嗽，气喘，口干，咽痒，咳黄黏痰，小便黄，大便正常。舌胖大，舌苔黄厚腻。寸脉偏弱，尺脉滑数。

辨证立法：风邪入里，郁生内热，兼之痰湿内蓄，影响肺气之出入升降失常，故而咳嗽气喘。外当祛风，内以清肺化痰，兼顾肺气之出入升降为法。

主要平衡点及对应用药：

· 表里：荆芥、防风。

· 寒热：生石膏、桑白皮、白茅根、芦根、淡竹叶、赤小豆。

· 燥湿：天花粉、陈皮、法半夏、茯苓、川贝母。

· 呼吸之出入：前胡、桔梗、枳壳。

处方：

生石膏 9g	荆芥 6g	防风 6g	天花粉 5g
陈皮 6g	法半夏 9g	茯苓 9g	甘草 6g
海浮石 9g	川贝母 6g	桑白皮 9g	白茅根 9g

芦根 9g　　　　淡竹叶 9g　　　赤小豆 6g　　　前胡 6g

桔梗 6g　　　　枳壳 6g

5 剂，水煎服。

服后反馈：患者自觉效果良好，后自己去中药店按原方再配 5 剂。1 个月后，患者来电话反馈已经痊愈了。

按语：对症下药，其实是对病机下药。该案之病机在于表里、寒热、燥湿以及肺气之出入升降。因方药恰切中病机，故疗效显著。

（2022 年 6 月 8 日）

慢性咳嗽案

李某，2021 年 2 月 27 日初诊。

病情：反复咳嗽 17 年，近 1 年加重。口干口苦，咳白痰或干咳，咽部遇风即痒，痒即咳，有胸闷感。小便黄，大便稀。舌尖红，苔黄腻。

辨证立法：风邪外受，痰湿内蓄，郁久化热，肺气出入升降失常。当祛风、清热、化痰、祛湿，兼顾呼吸之出入升降为法。

平衡点及对应药物：

· 表里：荆芥、防风。

· 寒热：生石膏、黄芩、桑白皮、白茅根、芦根。

· 燥湿：天花粉、海浮石、陈皮、法半夏、茯苓。

· 出入：前胡、桔梗。

处方：

天花粉 9g	白茅根 6g	芦根 6g	竹茹 9g
枳实 9g	陈皮 6g	法半夏 9g	茯苓 9g
甘草 5g	生石膏 9g	黄芩 6g	桑白皮 9g
海浮石 9g	前胡 9g	桔梗 9g	荆芥 6g
防风 6g			

6 剂，水煎服。

后微信反馈：服完 6 剂，诸症十愈七八。

效不更方，嘱其继服 6 剂，并注意休息及饮食调理。

按语： 海浮石，《本草衍义补遗》载其善"清金降火，消积块，化老痰"。慢性咳嗽多年，当有不化之老痰顽痰，故助以海浮石之清热化痰，消痰散结。

（2021 年 3 月 4 日）

咽痛案（1）

陈某，男，47 岁。

病情： 咽痛，在疲劳或睡眠不好时频发，口臭，腰易酸痛，舌淡苔白，脉数尺脉沉。观其咽部却红肿不甚。

辨证立法： 虽咽痛、口臭，但舌淡苔白。脉虽数，但咽部却不红肿，属阴火，虚火上浮之证。当以扶阳抑阴、引火归原为法。

处方： 肾着汤，另服金匮肾气丸。

服后反馈，效果甚佳。

按语：患者初服清热解毒、寒凉之剂，效果不明显。后辨为阳虚证，投热药，效果立彰。阳证易辨，阴火难识，差之毫厘，谬以千里。

（2021 年 2 月 3 日）

咽痛案（2）

林某，男，53 岁。

病情：鼻塞，鼻痒，打喷嚏，流黏黄白涕，偶尔咳嗽、鼻咽痛、易倦。二便如常，口不干渴。舌质红，苔黄腻。

辨证立法：外有风邪，内有热毒内蓄，致气机出入升降失常。法当清热解毒祛风，兼顾气机之出入。

平衡点及对应药物：

· 表里：荆芥、防风。

· 寒热：牛蒡子、射干、金银花、连翘。

· 出入升降：前胡、桔梗。

处方：

荆芥 6g　　防风 6g　　牛蒡子 9g　　射干 9g

金银花 9g　连翘 9g　　杏仁 9g　　桔梗 9g

3 剂，水煎服。

后微信反馈，效果很好，一剂知。

（2021 年 1 月 22 日）

外感案（1）

林夫人，女，51岁。

病情：右侧偏头痛，鼻咽部痛，畏寒，鼻塞，有少许淡黄色痰，口苦口干，小便偏黄。舌苔白腻，有齿痕，苔根部略黄。

辨证立法：外受风寒，内蓄痰湿，郁久化热。当以解表清热化痰湿为法。

主要平衡点及对应用药：

·表里：荆芥、防风、柴胡。

·寒热：黄芩、生石膏、射干、连翘、白茅根、芦根。

·燥湿：天花粉、陈皮、法半夏、茯苓、川贝母。

处方：

荆芥 6g	防风 6g	柴胡 6g	黄芩 6g
生石膏 9g	射干 6g	连翘 5g	白茅根 9g
芦根 9g	天花粉 6g	陈皮 6g	法半夏 6g
茯苓 6g	川贝母 6g	生姜 3 片	大枣 3 枚

3 剂，水煎服。

后微信反馈，已经基本痊愈。

（2021 年 1 月 30 日）

外感案（2）

郭某，女，52 岁。

病情：鼻咽部疼痛，鼻塞，咳少量淡黄色痰，咽痒，胸闷。舌苔黄腻，舌质淡红。

辨证立法：内有痰湿郁热，外受风邪，肺气肃降略有失常。当以化痰、清热、祛风兼调气为法。

主要平衡点及对应用药：

·表里：荆芥、防风。

·燥湿：天花粉、陈皮、法半夏、茯苓、川贝母。

·出入升降：竹茹、枳实、厚朴。

处方：

天花粉 9g   陈皮 9g   法半夏 9g   茯苓 9g

炙甘草 6g   竹茹 9g   枳实 9g   厚朴 9g

川贝母 9g   荆芥 6g   防风 6g

3 剂，水煎服。

后微信反馈，一剂知，二剂已。

按语：痰为湿之聚，化痰祛湿易伤阴津，津伤则燥。古语有云，用药如用兵，良医如良将。料敌于先，则能防患于未然。今以二陈汤化痰祛湿，又以天花粉润燥生津，以防痰湿衰而燥气盛，实守"和其阴阳，以平为期"的黄金法则而已。

（2020 年 12 月 25 日）

干咳案

王某，女，73 岁。

病情：干咳、咽痒半年，睡眠质量差，睡觉流口水，大便干。舌苔稍黄腻。

辨证立法：肺燥津亏，且肺与大肠相表里，故干咳便干；脾虚生湿，故睡觉流口水；燥湿相混，肺气出入失常，故易咳；外受风邪，故咽痒。当以滋阴健脾，和其出入升降，祛风安神为法。

主要平衡点及对应用药：

·表里：荆芥、防风。

·燥湿：沙参、麦冬、火麻仁、陈皮、法半夏、茯苓、苍术。

·出入：前胡、桔梗、枳壳。

·升降：竹茹、厚朴。

处方：

前胡 6g	桔梗 6g	枳壳 6g	沙参 6g
麦冬 6g	荆芥 6g	防风 6g	火麻仁 6g
竹茹 6g	陈皮 6g	法半夏 6g	茯苓 6g
甘草 3g	酸枣仁 6g	远志 6g	龙眼肉 5g
苍术 6g	厚朴 3g		

6剂，水煎服。

后其家人微信反馈，以上诸症基本上好了。

按语：文以载道，道即阴阳。干咳、便干，干即燥。流口水，水即湿。仅以文字，即可明白燥湿之阴阳两端，燥湿相混，燥湿的不平衡。

（2021年5月22日）

慢性咳嗽案

张某，女，9 岁。

病情： 1 个月前开始鼻塞、咽痒即咳嗽，有黏痰，口干，但无口苦，饮食尚可，小便偏黄，大便正常。舌苔偏黄，舌尖偏红，脉象滑数。之前口服西药，效果不好。

辨证立法： 外受风邪，入里化热，热久伤津生燥痰，肺气出入升降失调。当以祛风、清热、润燥、化痰，兼调和肺气之出入升降为法。

主要平衡点及对应用药：

·表里：荆芥、防风。

·寒热：生石膏、桑白皮、白茅根、淡竹叶。

·燥湿：天花粉、海浮石、瓜蒌。

·出入：前胡、桔梗、枳壳。

处方：

荆芥 6g	防风 6g	前胡 6g	桔梗 6g
枳壳 6g	海浮石 9g	瓜蒌 6g	天花粉 6g
生石膏 12g	桑白皮 6g	白茅根 6g	淡竹叶 5g

5 剂，水煎服。

服后家属电话反馈，基本好了。

（2021 年 5 月 28 日）

咳嗽便秘案

吴某，女，3岁。

病情：咳嗽2周，咳黏痰、流清涕，大便干燥，饮食如常。舌苔白，脉滑数。

辨证立法：外受风邪，痰湿内蓄，郁久化热伤津，肺气出入升降失常。当祛风清热，化痰润燥，兼调和肺气之出入升降为法。

主要平衡点及对应用药：

·表里：荆芥、防风。

·燥湿：天花粉、火麻仁、陈皮、法半夏、茯苓、海浮石、川贝母。

·出入：前胡、桔梗。

·升降：竹茹、枳实。

处方：

荆芥 3g	防风 3g	天花粉 3g	火麻仁 6g
陈皮 6g	法半夏 6g	茯苓 6g	炙甘草 6g
竹茹 6g	枳实 6g	海浮石 6g	川贝母 6g
前胡 6g	桔梗 6g		

3剂，水煎服。

后微信留言：咳嗽都好了，大便也比较通畅了。

（2021年7月16日）

咳嗽案

施某，女，57 岁，龙岩人。

病情：咳嗽 7 天，伴口干、多饮、胸闷、黏痰、咽痒，舌苔黄干燥，脉弦数。饮食、二便如常。

辨证立法：肺阴内虚，外受风邪，郁久化热，痰浊内生，肺气出入升降失常。当祛风清热，化痰润燥，兼调肺气之出入升降为法。

主要平衡点及对应用药：

·表里：荆芥、防风。

·寒热：生石膏、知母。

·燥湿：天花粉、麦冬、海浮石、瓜蒌、怀山药。

·出入升降：前胡、桔梗、枳壳、厚朴。

处方：

天花粉 6g	麦冬 6g	海浮石 9g	瓜蒌 6g
生石膏 12g	知母 6g	怀山药 6g	厚朴 6g
前胡 6g	桔梗 6g	枳壳 6g	荆芥 6g
防风 6g			

5 剂，水煎服。

服后电话反馈：已经全部好了。

（2021 年 7 月 19 日）

口腔溃疡疱疹性咽峡炎案

李某，女，27个月大，厦门人。2021年8月2日深夜，其母微信留言：因厦门疫情反弹，赴漳州不便，其女反复低烧4天（核酸检查阴性），求网诊一试。

病情：口腔及舌头多处溃疡，牙龈红肿，稍触碰就出血，咽峡部见有疱疹，因疼痛不欲食。夜间烦躁，睡眠不安，小便短黄，大便黑黏量极少。舌尖红紫，舌苔黄厚腻。

辨证立法：脾失运化，痰湿内蓄，郁久生内热，气机升降失常。当健脾利湿，清热化痰，调和升降为法。

主要平衡点及对应用药：

·寒热：黄连、黄芩、牡丹皮。

·燥湿：天花粉、茯苓、泽泻、车前草、淡竹叶、滑石、陈皮、法半夏。

·升降：竹茹、枳实、厚朴。

处方：

竹茹9g	枳实9g	陈皮6g	法半夏9g
茯苓9g	厚朴6g	黄连6g	黄芩9g
牡丹皮6g	天花粉3g	泽泻9g	车前草9g
淡竹叶9g	滑石（包煎）6g		

6剂。因患儿小，拒服中药，每剂多碗水煎两遍泡澡。

泡完5剂，家属反馈：上述症状已基本消失，食欲改善，黄腻苔退去，睡眠良好。

按语：温胆汤是化痰第一方，亦降气之良方。鄙人曾亲服温胆汤，化痰之功，兼沉降之力明显。天地之水，因重力作用，从高往低处流。同理，人身之水，因为沉降之力，方从小便顺畅流出。故于健脾利水之药，合温胆汤之沉降，能收事半功倍之效果。

（2021年8月9日）

扁桃体Ⅱ度肥大案

蔡某，男，51岁，莆田人。扁桃体肥大1年多，呼吸有堵塞感，睡觉时打鼾。西医耳鼻喉科诊断为扁桃体Ⅱ度肥大，符合手术指征，建议手术治疗，因惧怕手术，特来电话询问中医之良法。

病情：口干，口苦，小便短黄，大便黏，多梦，眠浅，偶尔胸闷。舌胖大，舌苔黄腻。

辨证立法：长期肥甘厚腻饮食，脾失健运，日久痰湿渐蓄，郁久化热，气机升降失常。当清热利湿，化痰散结，兼调和升降为法。

主要平衡点及对应用药：

· 寒热：黄芩、生石膏、牛蒡子。

· 燥湿：天花粉、苍术、泽泻、车前草、赤小豆、芦根、滑石、猪苓、陈皮、法半夏、茯苓。

· 散结：僵蚕、牡蛎、玄参、浙贝母、山慈菇、夏枯草。

· 升降：厚朴、枳实。

处方：

天花粉 9g	苍术 9g	泽泻 9g	车前草 9g
赤小豆 6g	芦根 9g	滑石 16g	猪苓 9g
枳实 9g	陈皮 6g	法半夏 9g	茯苓 9g
甘草 6g	厚朴 6g	黄芩 6g	生石膏 9g
川牛膝 9g	僵蚕 9g	牡蛎 16g	玄参 9g
浙贝母 9g	山慈菇 9g	夏枯草 9g	牛蒡子 9g

取上药共为末，每次温开水调服半汤匙（约 3g），日 3 次。

服后反馈：已经没有堵塞感，呼吸顺畅，睡眠良好，小便清长，精神很好。

特嘱其忌膏粱厚味，辛辣刺激；远离烟酒，清淡饮食，不要熬夜，否则仍易复发。

（2021 年 8 月 24 日）

咽喉肿痛案（1）

林某，男，53 岁，芗城法院干部，自觉不适，来电话咨询。

病情：鼻塞，鼻涕，上腭疼痛，咽部微微疼痛，无口干口苦。饮食及二便如常。舌红，有齿痕，苔稍黄腻。

辨证立法：外受风邪，内困湿热。以祛风解表，清热利湿为法。

处方：

荆芥 6g	防风 6g	辛夷 6g	苍耳子 6g

金银花 9g	连翘 9g	玄参 9g	天花粉 6g
芦根 12g	白茅根 12g	淡竹叶 6g	茯苓 9g
泽泻 6g	陈皮 6g		

6剂，水煎服。

二诊： 患者服1剂后，自觉午睡后感觉更重，流稀涕、打喷嚏、鼻音重，口干，喉咙肿痛，小便黄。

知上方已不对症，重新辨证立法：口干，喉咙肿痛，小便黄，热毒郁结于咽喉；流稀涕，打喷嚏，外受风邪。以祛风解表，清热解毒为法。

主要平衡点及对应用药：

·表里：荆芥、防风。

·寒热：生石膏、牛蒡子、连翘、射干。

·燥湿：天花粉、白茅根、芦根、淡竹叶。

处方：

荆芥 6g	防风 6g	生石膏 9g	牛蒡子 6g
连翘 6g	射干 6g	桔梗 6g	天花粉 6g
白茅根 9g	芦根 9g	淡竹叶 6g	甘草 3g

3剂，水煎服。

服2剂，患者告知：咽肿、鼻涕之症已大减，但咳嗽渐起，遂以二诊方加前胡6g，枳壳6g，再服2剂。电话来报，基本痊愈了。

按语： 初诊辨证稍有差池，虽失之毫厘，却谬以千里。二诊集结生石膏、牛蒡子、连翘、射干、桔梗于咽喉之热毒，更以白茅根、芦根、淡竹叶引热毒从小便而走，给邪以出路，故疗效显著。

（2021 年 8 月 31 日）

咽喉肿痛案（2）

蔡某，女，53 岁，晨起打电话咨询。

症状如下： 口干，口苦，咽喉肿痛，怕风，无汗，多痰。舌苔腻偏黄，舌体胖大。

辨证立法： 痰湿内蓄，郁久化热，外受风邪，风湿热之邪郁结于喉。当以化痰利湿，清热解毒，兼祛风解表为法。

主要平衡点及对应用药：

·表里：薄荷、荆芥穗、防风。

·寒热：黄芩、玄参、生石膏、连翘、射干、牛蒡子、桔梗、桑白皮。

·燥湿：天花粉、浙贝母、海浮石、滑石、白茅根、芦根、淡竹叶。

处方：

薄荷 6g	荆芥穗 3g	防风 3g	天花粉 9g
浙贝母 9g	海浮石 9g	黄芩 9g	玄参 9g
生石膏 9g	连翘 9g	射干 9g	桔梗 9g
牛蒡子 9g	淡竹叶 9g	白茅根 9g	芦根 9g
桑白皮 6g	滑石（包煎）10g		

3 剂，水煎服。

患者服后反馈：汗出、咽喉肿痛消除，小便清长，神清气爽。

按语：年少时，鄙人观读施今墨先生医案，认为其疗效虽好，但用药过于繁杂。中年后，方知施氏匠心独具：用药虽多，然杂而有序，阴阳配伍，十面埋伏，天网恢恢，疏而不漏。

（2021年9月10日）

咽喉肿痛案（3）

李某，男，43岁，广州人，因咽喉肿痛请求网诊。

病情：左侧咽喉肿痛已1天，今语音不出，畏冷发热，头痛，口苦，小便黄，胃口正常，大便不成形。舌苔黄腻，舌胖大，舌尖红。

辨证立法：风邪外袭，入里化热，蕴结成毒，热毒侵袭肺系门户，故咽喉肿痛。当以祛风解表，清热解毒为法。

主要平衡点及对应用药：

·表里：荆芥、防风、蔓荆子、柴胡。

·寒热：黄芩、牛蒡子、连翘、玄参、芦根、淡竹叶、白茅根。

处方：

荆芥9g	防风9g	蔓荆子6g	黄芩9g
牛蒡子9g	连翘9g	玄参9g	芦根12g
淡竹叶9g	白茅根12g	柴胡9g	

2剂，水煎服。

服后反馈：汗出，小便增多，热退，咽痛止。

按语：王三虎教授曾言"看病当看字眼"。头痛畏冷发热，言病在表；口苦，咽喉肿痛，小便黄，言病属热；疼痛位于咽喉之左侧，又当顾其左右。荆芥、防风、蔓荆子，祛风解表；黄芩、玄参、牛蒡子、连翘，清热解毒；淡竹叶、白茅根、芦根，引热毒从小便而走。柴胡兼顾其左右。兵不在多，贵在于精；药不在多，贵在于准。

（2021年12月2日）

鼻炎、盗汗案

王某，男，12岁。

病情：晨起鼻塞、流鼻涕、打喷嚏，夜间盗汗，心烦，胆小易惊，困乏易倦，胃口差，大便干结。唇红，舌苔黄腻，舌尖红，脉滑数。近两三年，上述症情反复，遍寻良医未果。

辨证立法：肺开窍于鼻，肺气虚风寒外侵，则鼻炎；卫气虚，气不敛津，故盗汗；肠燥津亏则便干，脾运不力故胃口差，苔腻。脾运不力，升降失常，心火炎于上，故心烦、唇红。当补益中气，收敛卫气，发散寒气，清心健脾，化痰润燥，兼和其升降为大法。

主要平衡点及对应用药：

·虚实：黄芪。

·敛散：麻黄根、浮小麦、龙骨、牡蛎、辛夷、白芷、苍耳子。

· 燥湿：知母、火麻仁、陈皮、法半夏、茯苓。

· 寒热：黄连、栀子。

· 升降：竹茹、枳实、鸡内金。

处方：

黄芪 9g	知母 6g	麻黄根 6g	浮小麦 6g
龙骨 9g	牡蛎 9g	辛夷 6g	白芷 6g
苍耳子 6g	火麻仁 6g	竹茹 6g	枳实 6g
陈皮 3g	法半夏 6g	茯苓 6g	黄连 2g
栀子 3g	鸡内金 6g		

5 剂，水煎服。

服后反馈：效果很好，鼻炎症状消失大部，汗敛、便通，精神好转，唯食欲仍较差。

二诊：以上方加山楂、神曲、麦芽各 6g，再服 5 剂。

服后反馈：食欲好转，其余诸症改善明显等。

按语：万病总是在阴阳之中。何为阴阳？阴阳不是抽象的，应该具体化。该案之营卫、虚实、燥湿、敛散、升降、寒热、上下等，两两相对，对立统一，皆是阴阳范畴。《黄帝内经》所追求的"和其阴阳，以平为期"，应该深入每个医者心中。

（2021 年 9 月 29 日）

外感咳嗽案

蓝某，女，51 岁，漳州芗城人。

病情：鼻涕鼻塞、口干舌燥、咳嗽、咳黏痰，咽喉痛3天。无畏冷发热，食欲尚可，小便频繁，大便黏腻。舌苔黄腻，舌边偏红。脉象滑数。

辨证立法：风邪外受，入里化热伤津，化生燥痰，且素体偏虚，下焦固摄不力。当祛风清热，润燥化痰以止咳，佐以固摄下焦之法。

主要平衡点及对应用药：

·表里：荆芥、防风。

·寒热：生石膏、牛蒡子、玄参、连翘、芦根、白茅根。

·上下：五味子。

·燥湿：天花粉、浙贝母、海浮石。

初诊处方：

荆芥 6g	防风 6g	天花粉 6g	浙贝母 6g
海浮石 9g	生石膏 12g	牛蒡子 9g	玄参 6g
连翘 6g	芦根 9g	白茅根 9g	五味子 6g

3剂，水煎服。

服后反馈：外感诸症已经明显好转。

二诊：3天后，因来月经，人很疲惫。今晨似又反复，口苦明显，且大便黏腻不出，多尿怕冷。

主要平衡点及对应用药：

·表里：荆芥、防风。

·寒热：黄芩、附子、肉桂。

·燥湿：天花粉、石斛、海浮石、川贝母、竹茹、枳实、陈皮、法半夏、茯苓、苍术。

· 出入：前胡、桔梗、枳壳。

· 升降：厚朴、竹茹、枳实。

· 上下：五味子。

二诊处方：

天花粉 6g	石斛 6g	海浮石 9g	川贝母 6g
竹茹 6g	枳实 6g	陈皮 3g	法半夏 6g
茯苓 6g	甘草 6g	荆芥 6g	防风 6g
黄芩 6g	前胡 6g	桔梗 6g	枳壳 6g
苍术 6g	厚朴 3g	附子 3g	肉桂 3g
五味子 3g			

3 剂，水煎服。

服后反馈：小便较正常，大便较通畅，仍咳嗽且胸闷，舌苔黄厚。

三诊处方：

荆芥 6g	防风 6g	厚朴 9g	杏仁 9g
前胡 9g	桔梗 9g	枳壳 9g	天花粉 6g
海浮石 12g	浙贝母 9g	桑白皮 9g	白茅根 9g
芦根 9g	淡竹叶 6g	甘草 6g	

3 剂，水煎服。

服后反馈：基本痊愈，心情宽慰，人亦清爽。

按语：三方皆用贝母，川贝母侧重于化痰润肺，浙贝母清肺之力更强。

病来如山倒，去病如抽丝。临证执方，以求方证相对，常常事与愿违。临证制方，和其阴阳，方能游刃有余，以不变应万变。

（2021 年 11 月 21 日）

咽痛咳嗽案（1）

郭某，女，48 岁，龙岩新罗区人，来电话问诊。

症状如下：头痛、鼻塞、咳嗽、咳黄痰、咳痰不易出、口干、无口苦，咽喉右边痛，舌淡红，苔薄黄，有齿痕。饮食及二便如常。平素胃稍不爽。

辨证立法：风邪袭表，入里化热生痰。风热袭肺，肺气出入升降失调。当以祛风清热化痰，兼和肺气之出入升降为法。

主要平衡点及对应用药：

·表里：荆芥、防风、蔓荆子。

·寒热：桑白皮、牛蒡子、生石膏、玄参、白茅根、芦根、淡竹叶。

·燥湿：天花粉、川贝母、枇杷叶。

·呼吸之出入：前胡、桔梗、枳壳。

处方：

天花粉 6g　　桑白皮 9g　　川贝母 9g　　枇杷叶 9g

荆芥 6g	防风 6g	蔓荆子 6g	牛蒡子 9g
生石膏 9g	玄参 6g	白茅根 9g	芦根 9g
淡竹叶 6g	前胡 9g	桔梗 9g	枳壳 9g
生姜 1 片	大枣 2 枚		

3 剂，水煎服。

服后反馈：除了稍微有点鼻塞，其余诸症都已痊愈。

按语：吾观拳坛名将阿里，其"步如蝶飞，拳如蜂刺"。蝶之飞舞，忽左忽右，忽前忽后，忽上忽下，忽疾忽缓。蜂刺虽小，每击必中。良医用药，亦兼顾表里、寒热、虚实、燥湿、升降。药虽轻巧，投之必中。一阴一阳谓之道，拳道如医道，医道似拳道，皆在乎其阴阳之变化多端。

（2021 年 11 月 24 日）

咽痛咳嗽案（2）

蔡某，女，53 岁，漳州芗城人。因咽痛、咳嗽、咳痰症状，请某中医诊治，服 1 剂后症状有增无减，患者自觉相当难受。特来电话询问，请求往诊。

病情：有轻微流涕、咽痛、咳嗽，咳浓痰不易出，胸闷，头后侧有疼痛感，右胁下抽痛感。无口干口苦，无腹胀，食欲尚可，小便短黄，大便黏腻。舌胖大，苔黄腻，舌质偏红，双脉滑数。

辨证立法：风邪外受，故流涕、头痛；入里化热生痰，则肺之气机出入升降失常，故咳嗽、胸闷；肺金受热，金不生水，故小便短少；肝经缓急失常，故右胁下抽痛。当祛风解表，清热化痰，调节肺气之出入升降，佐以疏肝缓急为法。

主要平衡点及对应用药：

·表里：荆芥、防风。

·寒热：玄参、连翘、桑白皮、白茅根、芦根、淡竹叶。

·燥湿：天花粉、海浮石、川贝母、枇杷叶。

·出入：前胡、桔梗、枳壳、杏仁。

·升降：厚朴。

·左右：柴胡。

·缓急：白芍。

处方：

荆芥 3g	防风 3g	天花粉 6g	海浮石 12g
川贝母 9g	枇杷叶 6g	玄参 9g	连翘 9g
桑白皮 9g	白茅根 12g	芦根 12g	淡竹叶 6g
前胡 9g	桔梗 9g	枳壳 9g	杏仁 9g
厚朴 6g	柴胡 9g	白芍 6g	

3 剂，水煎服。

患者自购 2 剂，服后反馈：效果很好，人已清爽，今早能去上班了。

按语：良医治病，如抽丝剥茧；庸手治病，如盲人摸象。今以荆芥、防风祛风解表；海浮石、川贝母、连翘、桑白皮清热化痰；前胡、桔梗、枳壳、厚朴、杏仁调节肺气之出入升降；白茅根、芦根、淡竹叶引邪从小便而走。药量轻巧，分工明确，故疗效显著。

（2021 年 11 月 23 日）

急性支气管炎案

张某，女，2 岁 7 个月，厦门同安人。在厦门经西医头孢类抗生素输液治疗，仍高热不退（核酸检测阴性），其母亲来电话请求网诊（疫情期间厦门来漳州不方便）。

病情： 发热，体温 39.9℃，鼻塞，鼻涕，睡觉时痰鸣音明显，胃口差，口腔呼气明显酸腐味，腹部胀气，偶尔腹痛，有腹泻。无口干舌燥。舌润红，苔白厚腻。

辨证立法： 风邪外袭，入里化热，痰热胶结，兼之脾失健运，胃纳不佳。治当以解表祛风，清热化痰，健脾消食为法。

主要平衡点及对应用药：

·表里：荆芥、防风、薄荷。

·寒热：桑白皮、白茅根、芦根、淡竹叶。

·燥湿：天花粉、海浮石、川贝母、滑石、苍术。

·升降：神曲、山楂、麦芽、厚朴。

处方：

荆芥 3g   防风 3g   薄荷 3g   天花粉 3g

海浮石 9g	川贝母 6g	桑白皮 6g	白茅根 6g
芦根 6g	淡竹叶 6g	山楂 3g	神曲 3g
麦芽 3g	苍术 5g	厚朴 3g	陈皮 3g
生姜 3 片	滑石（包煎）3g		

3 剂，水煎服。

服后反馈：一剂知，三剂已。

按语：荆芥、防风、薄荷以解表，海浮石、川贝母、桑白皮清肺化痰，妙在于白茅根、芦根、淡竹叶、滑石之利水，让热邪从小便而走。生姜、苍术健脾温中，山楂、神曲、麦芽消食和胃，厚朴、陈皮和其升降。一方之中，融表里、寒热、燥湿、升降于一体，故效如桴鼓。

（2022 年 1 月 10 日）

咽痛、发热案

朱某（吾女），女，20 岁，福建某大学大二学生。因咽痛、发热来电话询问（核酸检测阴性）。

病情：发热、头晕 2 日，伴咽喉肿痛、口干舌燥、全身肌肉酸痛。舌苔厚腻，舌胖大，舌偏红。

辨证立法：风邪外袭，入里化热，风热搏结，蕴结成毒，热毒侵袭咽部，故咽喉肿痛。热邪伤津，故口干舌燥。当予祛风解表，清热解毒利湿之法。

主要平衡点及对应用药：

·表里：葛根、薄荷、羌活。

·寒热：生石膏、玄参、牛蒡子、连翘、桔梗。

·燥湿：麦冬、白茅根、芦根、淡竹叶、滑石。

处方：

葛根 12g　　薄荷 9g　　　羌活 6g　　　玄参 9g

牛蒡子 9g　　连翘 9g　　　桔梗 9g　　　白茅根 12g

芦根 12g　　淡竹叶 9g　　滑石 9g　　　甘草 6g

生石膏 12g　　麦冬 6g

1 剂，上药共为末，每次调温开水服 1 汤匙量（约 6g）。

服后反馈：共服 4 次，服 1 次即明显好转，服 4 次后已经康复如初。

按语：

葛根、薄荷、羌活，祛风解表；生石膏、玄参、牛蒡子、连翘、桔梗，清热解毒；白茅根、芦根、淡竹叶、滑石，让湿热之邪从小便而走；麦冬之养阴，以防伤津。则表里、寒热、燥湿平衡，故疗效显著。

实践证明，医者所制之方只要真正地做到和其阴阳，即使中药的剂量很小，照样可以做到药到病除。不但可以节省宝贵的药材，同样有利于患者（是药三分毒）。

（2022 年 1 月 14 日）

干咳、怕冷案

林某，男，17岁，厦门人。因干咳、低热（核酸检测阴性），经朋友介绍来电话询问。

病情：低热、干咳已有2天。3年来一直怕冷，平时即使炎夏仍须穿极厚的衣服。口干多饮，无口苦，无汗。舌红，苔白略腻。

辨证立法：寒邪久积于表，邪正相争故低热；寒邪入里化热，故口干多饮。肺主皮毛，肺受表里之邪，肺气出入升降失常，故干咳。当散寒解表，清肺除热，兼以调节肺气之出入升降为法。

主要平衡点及对应用药：

·表里：麻黄。

·寒热：生石膏、桑白皮、淡竹叶、白茅根、芦根。

·出入：前胡、桔梗、枳壳、杏仁。

处方：

麻黄 6g	炙甘草 6g	前胡 9g	桔梗 9g
枳壳 9g	杏仁 6g	生石膏 12g	桑白皮 9g
淡竹叶 9g	白茅根 9g	芦根 9g	

3剂，水煎服。

二诊：低热已除，干咳、怕冷好转，而头顶及两侧之颈淋巴结疼痛隐隐。

辨证立法：此乃风邪在表，热毒停滞于少阳。当祛风解表，透热解毒。

主要平衡点及对应用药：

·表里：荆芥、防风、蔓荆子、藁本。

·左右：柴胡。

·寒热：生石膏、芦根、白茅根。

·出入：前胡、桔梗、枳壳。

处方：

前胡 9g	桔梗 9g	枳壳 9g	荆芥穗 6g
防风 6g	蔓荆子 6g	藁本 6g	柴胡 9g
芦根 9g	白茅根 9g	淡竹叶 9g	生石膏 9g

3 剂，水煎服。

三诊：头顶及颈两侧淋巴之疼痛已除，仍有低热，怕冷，咳嗽，有黏痰，舌苔黄厚腻。

辨证立法：此为表有未尽之寒邪，肺有积久之老痰，热毒久伏于老痰之间，当散寒化痰以治根本。

主要平衡点及对应用药：

·表里：麻黄。

·燥湿：天花粉、海浮石、川贝母。

·寒热：生石膏、桑白皮、芦根、白茅根。

·出入：前胡、桔梗、枳壳、杏仁。

处方：

麻黄 6g	甘草 3g	天花粉 6g	海浮石 9g
川贝母 6g	前胡 6g	桔梗 6g	枳壳 6g
杏仁 6g	生石膏 9g	桑白皮 6g	芦根 6g
白茅根 6g			

3 剂，水煎服。

服后反馈：已病去人安矣。

按语：该案"三年来即使炎夏亦穿极厚的衣服"，表有如此久积未解之寒邪，实属罕见。而三诊又以化痰润燥之法，痰去而热毒无所伏。西医也认为，痰是细菌等微生物最好的培养基，痰化则细菌无所附，故 3 剂而痊愈。

（2022 年 1 月 25 日）

二、消化系统疾病

急性胃肠炎案

陈某，女，19岁，浙江温州人。

病情： 无汗畏冷、呕吐下泻、体温 38.5℃、四肢酸痛，无口干口苦。舌淡红，苔腻有黄。并自述"皮肤经常起鸡皮疙瘩，然后体温就上来"，在温州已易三医，一天没有进食。

辨证立法： 寒邪外受，入里化热，气机升降失常，当以解表、清热兼和其升降为法。

主要平衡点及对应用药：

· 表里：葛根、麻黄。

· 营卫：桂枝、白芍。

· 寒热：黄连、黄芩。

· 升降：生姜、法半夏。

处方：

葛根 12g	麻黄 9g	桂枝 9g	白芍 9g
炙甘草 6g	大枣 3 枚	黄连 5g	黄芩 9g
生姜 6 片	法半夏 9g		

2 剂，水煎服。

后微信反馈：夜里 10 点半开始仅服一次，到 11 点半开始畅汗，半夜即起来寻找食物，晨起神清气爽，量体温36.5℃。

按语："症有千变，药亦千变，不变者阴阳尔"（清代名医郑钦安语）。方证是经方的形，阴阳是经方的神，唯形神兼备，方敢言得其道。

（2021 年 2 月 21 日）

肿瘤化疗腹胀案

范某，女，49 岁。

病情：因结肠肿瘤西医手术并多次化疗，现今苦于腹胀，大便不通，睡眠障碍，伴口干口苦、多汗、全身酸痛、手足麻。舌苔白，舌尖红。

辨证立法：腹胀、大便不通，睡眠障碍为升降失常；四肢麻，为气血营卫不和；结合口干口苦，多汗，全身酸痛，舌苔白舌尖红，属柴胡桂枝干姜汤证。

主要平衡点及对应用药：

·寒热：黄芩、干姜。

·营卫：桂枝、白芍。

·燥湿：天花粉、苍术、茯苓。

·升降：厚朴、陈皮、法半夏、竹茹、枳实。

·肝经之亢厉：牡蛎。

·虚实：黄芪。

处方：

柴胡 12g	黄芩 9g	桂枝 9g	干姜 9g
天花粉 12g	牡蛎 16g	炙甘草 6g	苍术 9g
厚朴 9g	陈皮 6g	竹茹 9g	枳实 9g
法半夏 9g	茯苓 9g	黄芪 10g	白芍 9g

后电话随访，1 剂即腹胀减轻，3 剂后大便通畅，睡眠良好，其余诸症亦减轻。

（2020 年 12 月 16 日）

慢性胃炎伴糜烂案

翁某，男，63 岁，农民。2021 年 3 月 13 日初诊。

病情： 近 3 年来频繁嗳气，有时胸闷，心下痞硬，容易上火。便秘，进冷食即泻，无口干口苦，易疲劳。腹部有移动性痉挛性疼痛感。舌根苔黄腻，左关沉、右关无力。当地县医院胃镜检查断为慢性胃炎伴糜烂，服西药 3 个月，症状不减反增。

辨证立法： 气机升降失常，寒热夹杂，兼肝气不舒。当以温中、清热、降逆、舒肝为法。

主要平衡点及对应用药：

·寒热：黄连、黄芩、干姜。

·升降：法半夏、厚朴、代赭石、旋覆花。

·左右：香附、柴胡。

·虚实：党参。

处方：

法半夏 9g	厚朴 9g	代赭石 12g	旋覆花 9g
黄连 3g	黄芩 6g	干姜 6g	党参 9g
香附 6g	柴胡 9g	生姜 3 片	大枣 3 枚
炙甘草 5g			

3 剂，水煎服。

二诊：述有腰酸，腹部仍有移动性痉挛性疼痛，其他症状皆有明显效果。

补充平衡点及对应用药：

·缓急：白芍。

·上下：怀牛膝。

·酸碱：乌贼骨。

上方去香附，加白芍 10g 以缓急止痛，怀牛膝 10g 以固肾，3 剂，水煎服。

三诊：药后诸症减轻，效果明显，唯稍觉反酸而已。嘱其加乌贼骨 9g，继服 3 剂。

按语：西药抗生素消炎，属清热之法。然该案病机寒热夹杂，虚寒升降失调，中医融清热、温中、升降、缓急、虚实于一方之中。西医胜在技术，中医赢在智慧。

（2021 年 3 月 30 日）

慢性胃痛案

蓝某，女，63 岁，胃病多年，百治不效，病容愁苦。

病情：胃部灼热感、嘈杂，反酸，嗳气，口涩，怕吃热又怕吃冷；右胁下刺痛感，右侧肌肉牵拉紧缩感，易怒，心情不畅。舌苔干黄，舌质红，脉沉数。

辨证立法：寒热夹杂，升降失常，肝气不舒，肝脉血瘀。当以和其寒热，调其升降，活血舒肝为法。

主要平衡点及对应用药：

· 寒热：黄连、黄芩、吴茱萸。

· 升降：代赭石、陈皮、枳实。

· 左右：柴胡、香附。

· 缓急：白芍、赤芍。

· 通堵：血竭、乳香、没药、五灵脂。

· 酸碱：乌贼骨。

处方：

代赭石 9g	陈皮 6g	枳实 6g	黄连 6g
黄芩 3g	吴茱萸 4.5g	柴胡 12g	香附 9g
白芍 9g	赤芍 9g	血竭 6g	乳香 5g
没药 5g	五灵脂 5g	乌贼骨 9g	

7 剂，水煎服。

患者服 1 剂后来电赞叹："未曾想中医之疗效如此之迅速……效果非常理想。"

按语：日本经营之圣稻盛和夫讲过，"越是复杂的，越是简单的"。该病症状似乎杂乱无章，但其本质其实是升降、寒热、通堵的不平衡，以此为指导，用药方能无限接近"和其阴阳"的最高境界。

（2021 年 4 月 20 日）

腹泻头痛案

陈某，女，19 岁，2021 年 4 月 21 日网诊。

病情： 腹部冷痛，腹泻。头晕，后脑勺疼痛，怕风，头两侧亦有疼痛感，无汗，胃口正常。舌淡白。

辨证立法： 风寒外袭，太阳、少阳经受之，故后脑及两侧头痛；风寒外袭，太阴受之，故腹部冷痛，腹泻。当以温中健脾，祛风散寒止痛为法。

主要平衡点及对应用药：

·表里：葛根、羌活、蔓荆子。

·左右：柴胡。

·燥湿：茯苓、白术。

·寒热：干姜。

·通堵：姜黄。

处方：

茯苓 9g	白术 9g	干姜 6g	炙甘草 6g
葛根 12g	羌活 3g	姜黄 5g	柴胡 6g
蔓荆子 3g			

3 剂，水煎服。

反馈：一剂知，二剂已。

右下腹疼痛案

陈某，女，17 岁，浙江温州人。2021 年 4 月 21 日网诊。

病情：晨起右下腹胀痛、胸口闷。近期每天下午五六点，情绪焦虑烦躁，平素月经色淡。睡眠浅，易抽搐。舌淡苔白，舌尖稍红。

辨证立法：肝气郁结，气血不通则痛；郁而生火，故烦躁；舌淡苔白，血虚脾弱。当以缓急疏肝，健脾养血活血兼清心火为法。

主要平衡点及对应用药：

· 表里：薄荷。

· 寒热：焦栀子。

· 气血：当归。

· 燥湿：茯苓、白术。

· 左右：柴胡。

· 缓急：白芍、赤芍、炙甘草。

处方：

赤芍 9g	柴胡 12g	白芍 9g	当归 9g
茯苓 9g	白术 9g	生姜 3 片	炙甘草 6g
大枣 3 枚	焦栀子 6g	薄荷 3g	

5 剂，水煎服。

后微信反馈，效果很好，诸症若失。

（2021 年 4 月 27 日）

腹泻气喘案

李某，女，18岁，浙江温州人。2021年4月27日网诊。

病情：近1周来腹部胀痛、腹泻、腹部怕凉、喜按，伴气喘，口干喜饮，怕风、无汗，自觉发热，但体温正常。无口苦，胃口正常。舌质偏红，苔薄白。

辨证立法：无汗怕风，太阳表寒；口干喜饮，肺有热；腹胀气喘，气机升降失调；腹痛腹泻，肝木旺，脾土虚寒。当以解表、清热、顺气、健脾、缓急为法。

主要平衡点及对应用药：

· 表里：麻黄、炙甘草。

· 寒热：生石膏。

· 燥湿：白术。

· 缓急：白芍。

· 升降：枳实。

· 出入：杏仁。

处方：

麻黄 7g	炙甘草 6g	杏仁 9g	生石膏 16g
白芍 9g	白术 9g	枳实 9g	生姜 3 片

大枣 3 枚

3 剂，水煎服。

后微信反馈，一剂知，二剂已。

（2021 年 4 月 29 日）

慢性阑尾炎案

雷某，女，17 岁，浙江温州人，2021 年 4 月 22 日网诊。

病情： 腹胀，右下腹刺痛感 2 个月，伴眠浅、多梦、易惊醒，月经血块多，小便正常，食欲尚可，无口干口苦。苔黄腻，有裂痕，齿痕多，舌尖红。西医诊断为慢性阑尾炎，静滴抗生素，反复不愈。

辨证立法： 痰湿内蓄，郁久化热；脾失运化，升降失常；气滞血瘀。当以清热化痰祛湿，和其升降，活血化瘀为法。

主要平衡点及对应用药：

·燥湿：苍术、茯苓、薏苡仁、海浮石、瓜蒌。

·升降：厚朴、陈皮、竹茹、枳实、法半夏。

·寒热：败酱草。

·通堵：桂枝、桃仁、牡丹皮、赤芍。

处方：

苍术 9g	厚朴 9g	陈皮 6g	甘草 3g
竹茹 9g	枳实 9g	法半夏 9g	茯苓 9g
薏苡仁 12g	败酱草 9g	桂枝 3g	桃仁 6g
牡丹皮 6g	赤芍 6g	海浮石 9g	瓜蒌 6g

3 剂，水煎服。

微信反馈诸症已见好转，舌苔黄腻亦化去大半，但仍有腹胀，刺痛感，右下腹感觉有包块紧张感。

主要平衡点及对应用药：

· 升降：厚朴、枳实、陈皮、木香。

· 左右：柴胡。

· 缓急：白芍。

· 通堵：桃仁、牡丹皮、赤芍、乳香、没药。

· 寒热：夏枯草、蒲公英、败酱草。

· 散结化痰：浙贝母、海浮石。

处方：

厚朴 9g	枳实 9g	陈皮 6g	木香 3g
柴胡 12g	白芍 9g	桃仁 9g	牡丹皮 6g
赤芍 9g	乳香 3g	没药 3g	海浮石 9g
浙贝母 9g	夏枯草 9g	蒲公英 9g	败酱草 6g
忍冬藤 9g			

3 剂，水煎服。

微信反馈，症状基本消失，舌苔黄腻亦化去十之八九。

（2021 年 5 月 1 日）

水肿便秘案

王某，女，77 岁，山东泰安人，2021 年 5 月 4 日网诊。

病情：口干不苦，脸部及双下肢水肿明显，小便频、量少，大便五日一行，腰腿酸软，怕冷，手足心热，睡眠差，饮食尚可，舌苔厚、干、黄。

辨证立法：燥湿相混，升降失常，肾阳不足。当润燥与健脾祛湿并行，补肾与降气并举。

主要平衡点及对应用药：

· 燥湿：天花粉、麦冬、火麻仁、茯苓、泽泻、苍术。

· 升降：竹茹、枳实、陈皮、法半夏、厚朴。

· 上下：川牛膝、怀牛膝、肉桂。

初诊处方：

天花粉 6g	麦冬 3g	火麻仁 6g	茯苓 6g
泽泻 9g	白术 6g	竹茹 6g	枳实 6g
陈皮 6g	法半夏 6g	炙甘草 6g	川牛膝 9g
苍术 5g	厚朴 3g	怀牛膝 6g	肉桂 1g

6 剂，水煎服。

二诊：除手心热及睡眠较差外，诸症皆已改善。

补充平衡点及对应用药：

· 寒热：生地黄。

仍以上方加生地黄 6g，6 剂，水煎服。

后微信留言，除睡眠较差外，诸症皆已向好。

（2021 年 5 月 16 日）

反胃胃胀案

陈某，女，49 岁，浙江温州人，2021 年 5 月 18 日网诊。

病情：近 3 个月以来饭后常胃胀，时有反胃，食欲正常，喜热食，大便细条不爽，舌苔白腻，舌边有齿痕。

辨证立法：中焦气滞，升降失常，胃寒土虚，脾失健运。

当以温中健脾理气为法。

主要平衡点及对应用药：

·燥湿：苍术、茯苓、白术。

·寒热：炮姜。

·升降：砂仁、枳壳、白豆蔻、陈皮、法半夏、厚朴、神曲、炒麦芽。

处方：

砂仁 6g	枳壳 6g	白豆蔻 6g	陈皮 6g
法半夏 6g	茯苓 6g	白术 6g	炮姜 2g
炙甘草 5g	苍术 6g	厚朴 3g	神曲 6g
炒麦芽 6g			

3 剂，水煎服。

后微信反馈，效果很好。

（2021 年 5 月 22 日）

腹痛腹泻案

吾女，19 岁，福建医科大学学生，因腹痛、腹泻 1 天（核酸检查阴性），于 2021 年 6 月 7 日网诊。

病情：口干，口苦，肌肉酸痛，自觉发热，胃口不好，有恶心感，肚脐以上部分刺痛胀痛，频繁腹泻如水样。舌苔稍黄腻，舌质稍红。

辨证立法：外有表邪，内有肠胃湿热，脾土运化失常，清浊不分，升降缓急失常。当解表清里，健脾利湿，和其升降缓急，稍佐以滋润之法。

主要平衡点及对应用药：

· 表里：葛根。

· 燥湿：天花粉、茯苓、泽泻、车前子。

· 寒热：黄连、黄芩、生石膏。

· 升降：厚朴、枳实、生姜、法半夏。

· 缓急：白芍、赤芍。

处方：

天花粉 6g	车前子 9g	茯苓 9g	泽泻 9g
黄连 6g	黄芩 9g	生石膏 24g	生姜 3 片
法半夏 6g	枳实 6g	厚朴 6g	白芍 9g
赤芍 9g	葛根 9g		

3 剂，水煎服。

服后微信反馈：一剂知，二剂已。

按语：西医谓之急性胃肠炎，欲投以抗生素，抗生素确有清热之功，肠胃确有内热之事实，然仅以清热之力，无以应燥湿、升降、缓急、表里诸多矛盾。而中医融诸矛盾于一体，致力于多维次的阴阳平衡，故而一剂知，二剂已。

（2021 年 6 月 9 日）

心下胀痛案

黄某，女，45 岁，福建龙岩人，2021 年 7 月 1 日网诊。

病情：近 1 周来常常自觉心下胀痛，伴恶心欲呕、乏力、腹部怕冷、大便或硬或软，食欲较差，小便如常。舌尖稍红，舌苔白厚。西医检查后诊断为非萎缩性胃炎。

辨证立法：寒热夹杂，升降失调，中气不足。当以温清并用，和其升降，补其不足为法。

主要平衡点及对应用药：

·寒热：黄连、黄芩、干姜。

·升降：法半夏。

·虚实：党参。

处方：

法半夏 9g	党参 9g	黄连 6g	黄芩 9g
干姜 9g	炙甘草 6g	大枣 3 枚	生姜 3 片

6 剂，水煎服。

微信留言：诸症若失，基本痊愈。

按语：经方，阴阳平衡之典范，亦制方之典范。经方之制方，科学、严谨、简约、朴实、高效，足以为万世师法。

（2021 年 7 月 7 日）

便秘案

董某，女，63 岁，福建三明人，旅居山东威海市。自觉身体不适，来电话咨询。

病情：近 1 个多月以来，口干、口苦，心烦气躁，多梦眠浅，腹胀，小便点滴不畅，大便亦艰难。舌苔干黄腻，舌胖大，舌尖暗红。

辨证立法：脾运不力，痰湿内蓄，升降失常，郁久心火亢奋。当以健脾化痰，养阴祛湿，和其升降，上清心火为法。

主要平衡点及对应用药：

·燥湿：天花粉、茯苓、泽泻、滑石。

·升降：竹茹、枳实、陈皮、法半夏、厚朴。

·寒热：黄连、黄芩、生石膏、栀子。

·上下：川牛膝。

处方：

天花粉 6g	茯苓 6g	泽泻 6g	竹茹 6g
枳实 6g	陈皮 3g	法半夏 6g	厚朴 3g
甘草 3g	黄连 3g	焦栀子 6g	川牛膝 6g
生石膏 9g	黄芩 6g	滑石（包煎）9g	

6 剂，水煎服。

二诊：除大便仍未通畅外，其余症状均已好转。考虑该患者舌苔干燥，提示有肠燥津亏之病机，遂于上方加润燥之火麻仁 6g。

主要平衡点及对应用药：

·燥湿：天花粉、火麻仁、茯苓、白术、泽泻。

·升降：竹茹、枳实、陈皮、法半夏、厚朴。

·寒热：黄连、栀子、黄芩、生石膏。

·上下：川牛膝。

处方：

天花粉 3g	火麻仁 6g	茯苓 6g	白术 6g
泽泻 6g	竹茹 6g	枳实 6g	陈皮 3g
法半夏 6g	厚朴 5g	甘草 3g	黄连 3g
焦栀子 6g	川牛膝 6g	生石膏 9g	黄芩 6g

再服 6 剂，水煎服。

电话反馈：大便通畅，之前症状基本消除，十分高兴，万分感谢。

按语：一阴一阳，平衡对称，对立统一，是自然的客观规律。道法自然，所以医者心中亦当兼顾燥湿、升降、寒热、上下等。如此用药，恰与病机相合，即使用很小的量，效果仍然很好，这是每个医者都应当追求的境界。

（2021 年 9 月 1 日）

反流性食管炎案

蔡某，男，51 岁。因胸骨后疼痛，经食管镜检查后诊断为反流性食管炎，求诊于余。

病情：近半个月来，常于饱食后即嗳气、呃逆、反酸、胸骨后灼热、刺痛感明显，平卧时更易发生。舌苔黄腻，舌尖红。

辨证立法：脾胃之气，本脾升胃降，今胃之浊气不降反升，胃酸上逆，腐蚀食道，故灼热疼痛。故当首降胃气之逆，兼清热、化痰、抑酸及化腐生肌为法。

主要平衡点及对应用药：

·升降：厚朴、代赭石、旋覆花。

·寒热：黄连、栀子。

·燥湿：陈皮、法半夏、茯苓。

·酸碱：海螵蛸。

·通堵：乳香、没药。

处方：

厚朴 6g	代赭石 12g	旋覆花 9g	陈皮 6g
法半夏 9g	茯苓 9g	枳实 9g	黄连 6g
栀子 9g	海螵蛸 9g	乳香 3g	没药 3g

上药共为细末，每次温开水调服半汤匙（约 3g），日服 2 次。

服后反馈：自服完上药后，上述症状再也没有出现过。

按语：厚朴、代赭石、旋覆花降逆；海螵蛸抑酸，黄连、栀子清热消炎；乳香、没药活血化瘀，化腐生肌。诸药相合，共同调和其升降、寒热、通堵等失衡。

鄙人认为，一个优秀的医者，不但要懂得"观其脉证，知犯何逆，随证治之"，熟练运用经方时方，更要能跳出经方时方，学会制方，并在制方上下功夫："和其阴阳，以平为期"。

（2021 年 9 月 9 日）

发热胃痛案

杜某，女，31 岁，湖北武汉人，2021 年 9 月 27 日网诊。

病情：口干、多饮、口苦、胃口差、低热（37.7℃），胃部烧心、疼痛、有恶心感，小便黄、大便不畅。无畏冷及全身酸痛（核酸检测阴性）。舌尖红，舌体胖大，舌苔黄腻。

辨证立法：内则湿热内蓄，胃火灼胃伤津，外有半表半里之邪。当和其少阳，清热利湿兼以养阴，缓急止痛为法。

主要平衡点及对应用药：

· 表里：柴胡（半表半里）。

· 寒热：黄连、黄芩、栀子、生石膏。

· 缓急：白芍、甘草。

· 升降：生姜、法半夏。

· 燥湿：石斛、滑石、淡竹叶、白茅根、芦根。

处方：

柴胡 12g	黄芩 6g	黄连 6g	生石膏 12g
栀子 6g	法半夏 9g	元胡 6g	白芍 6g
石斛 6g	淡竹叶 6g	白茅根 6g	芦根 6g
生姜 3 片	大枣 3 枚	滑石（包煎）6g	

2 剂，水煎服。

服后反馈：全身汗出，小便清长，大便通畅，开始索食，体温正常。

按语：该案之症状看似杂乱无章，但从本质上讲，其实不外乎表里（或半表半里）、寒热、燥湿、缓急的平衡的破坏。透过现象，看清本质，化繁为简，方能药到病除，立竿见影。天下万事相通，中医行业如此，各行各业亦如此。

（2021 年 10 月 12 日）

胃闷痛案

庄某，女，19 岁，福建医科大学大二学生，吾女之室友。胃痛不爽已经五六年之久，近期加重，来微信问询。

病情：口稍干、不苦，多梦、眠浅，腹胀，食冷则胃闷痛、灼热感伴有反酸，小便短少，大便黏，腰腿酸软。舌苔厚腻，舌体胖大。

辨证立法：脾失运化，痰湿内蓄，升降失常；多食饮冷，胃寒久积，郁久化热，兼有胃气上逆。当以健脾祛湿润燥，调和升降，温胃寒，清胃火，和酸止逆，兼顾下元为法。

主要平衡点及对应用药：

·燥湿：天花粉、茯苓、白术、苍术、泽泻、猪苓。

·升降：代赭石、旋覆花、厚朴、竹茹、枳实、陈皮、法半夏。

·寒热：黄连、吴茱萸。

·上下：怀牛膝。

·酸碱：乌贼骨。

处方：

天花粉 6g	茯苓 6g	白术 6g	泽泻 6g
猪苓 6g	苍术 6g	厚朴 3g	竹茹 6g
枳实 6g	陈皮 3g	法半夏 6g	怀牛膝 6g
黄连 3g	吴茱萸 6g	乌贼骨 6g	代赭石 5g
旋覆花 5g			

时学校因疫情封校，进出不易，煎中药更不易，遂以上药共为末，每次取半汤匙（约 3g），温开水调服，1 日 2 次。

1 周后反馈：效果极佳。

按语： 中医治病的本质是调和阴阳，该案调和阴阳的本质是调和燥湿、升降、顺逆、寒热、上下、酸碱的平衡。

（2021 年 10 月 15 日）

右胁下疼痛案

陈某，女，52 岁，漳州芗城人。

病情： 患者 3 年前因与他人吵架，胆囊炎急性发作，经西医治疗后，至今仍觉右胁下不适，时有抽痛或闷痛、刺痛。口干口涩，多梦眠浅，胆小易惊，心烦易怒，气短痰多，腰酸腿软，尤腹胀、嗳气，偶尔反酸，容易上火。小便黄，大便正常。舌苔稍厚腻，略有齿痕。脉象左寸沉而无力，右关弦滑。

辨证立法： 胆郁痰扰，肝经气滞血瘀，缓急失常；上下不交，心火盛于上，肾水虚于下，兼有肺气不足。当舒肝缓急佐以活络，润燥化痰，上清心火，兼以益气补肾为法。

主要平衡点及对应用药：

· 燥湿：天花粉、茯苓、泽泻。

· 升降：竹茹、枳实、厚朴、陈皮、法半夏。

· 缓急：白芍、甘草。

· 寒热：黄连、黄芩、栀子、知母。

· 上下：怀牛膝。

· 左右：柴胡、香附、郁金。

· 虚实：黄芪。

· 通堵：乳香、没药。

· 酸碱：乌贼骨。

处方：

天花粉 6g	茯苓 6g	泽泻 6g	竹茹 6g
枳实 6g	厚朴 6g	陈皮 3g	法半夏 6g
白芍 9g	甘草 3g	乳香 2g	没药 2g
柴胡 6g	香附 6g	郁金 6g	黄连 3g
黄芩 6g	栀子 6g	怀牛膝 6g	乌贼骨 5g
黄芪 12g	知母 6g		

取上药共为末，每次半汤匙温开水调服，日 2 次。

1 周后反馈：右胁下不适感基本消失，睡眠质量变好，心情变好等。

按语： 所有的症状皆是表象，唯有透过症状看清本质，方得中医之真谛。中医之本源是阴阳，而缓急、虚实、燥湿、升降、寒热、上下、通堵等皆为阴阳之具体呈现。

（2021年11月9日）

胃痛案

苏某，女，43岁。

病情： 胃脘部闷痛感3个多月，嗳气、心悸、晨起口苦、心烦、眠浅多梦。大便或稀或实，舌苔黄厚腻，舌边多齿痕。脉滑数涩。

辨证立法： 湿热内阻，胃气上逆，气滞血瘀。当以行气活血止痛，清热除湿，降逆为法。

主要平衡点及对应用药：

· 燥湿：陈皮、法半夏、茯苓。

· 升降：枳实、陈皮、法半夏、厚朴、旋覆花、代赭石。

· 寒热：黄连、黄芩、栀子。

· 通堵：五灵脂、血竭、元胡、三七、香附、郁金。

处方：

枳实 9g	陈皮 6g	法半夏 9g	茯苓 9g
炙甘草 6g	黄连 6g	黄芩 9g	栀子 9g
苍术 9g	厚朴 6g	旋覆花 10g	代赭石 10g
五灵脂 9g	血竭 9g	元胡 9g	三七粉 10g

香附 10g　　　郁金 10g

上药共为末，每次取适量调温水内服。

服第一天后即反馈：胃部疼痛感及口苦、心烦、嗳气诸症大减，睡眠亦好转。

继续调服 1 个多月，胃痛未再发。

（2020 年 11 月 12 日）

三、神经系统疾病

偏头痛案

苏某，女，43岁。2021年2月25日晚初诊。

病情：右侧头部偏头痛，畏风，伴右眼干涩，双侧颈肩部强硬不适，偶尔心悸、腹泻。舌苔偏腻，齿痕明显，脉有浮滑之象。

辨证立法：畏风脉浮，言外受风寒。腹泻乃因脾失健运，里饮不化，故齿痕明显、脉滑、颈肩强硬不适。脾失健运，则升降失常。当以健脾祛风，和其升降为法。

主要平衡点及对应用药：

·表里：桂枝。

·燥湿：茯苓、白术。

·升降：竹茹、枳实、陈皮、法半夏。

处方：

茯苓 9g	桂枝 9g	白术 9g	竹茹 9g
枳实 9g	陈皮 6g	法半夏 9g	炙甘草 6g

2剂，水煎服。

服后反馈：药后1小时，自觉"偏头痛及颈肩强硬感"渐渐减轻，次晨起来已经消失于无形。

按语："颈肩强硬不适"，容易误为太阳表证而投葛根汤。《伤寒论》桂枝去芍药加茯苓白术汤方证给我的启发是："头项强痛"有时是因为脾失健运，所以还有"心下满，小便不利"的症状。

（2021年2月26日）

眩晕案（1）

蓝某，男，67岁。

病情：晨起呕吐、眩晕、不敢睁眼，睁眼则天旋地转，睡眠差，血压150/100mmHg。无口干口苦。舌苔黄厚，舌质暗红。

辨证立法：呕吐气逆，气之过升。睡眠差，舌苔厚黄，气之不降。升降失常，当以调和气机之升降为法。

主要平衡点及对应用药：

·升降：竹茹、枳实、陈皮、法半夏、代赭石、山楂、神曲、麦芽。

·上下：川牛膝。

处方：

竹茹 9g	枳实 9g	陈皮 9g	法半夏 9g
茯苓 10g	炙甘草 6g	川牛膝 9g	代赭石 12g
山楂 6g	神曲 6g	麦芽 6g	生姜 3 片

大枣 3 枚

2剂，水煎服。

后电话反馈：服药后呕吐停止，血压115/75mmHg，当晚睡眠良好，次日晨起微微头晕，继续服1剂以巩固疗效。不料第二天又来电话，昨晚噩梦连连，晨起走路轻飘飘，自觉上气不接下气，如之奈何？思之良久，告之此中气久虚，经不起第2剂沉降之药，嘱其自购"补中益气丸"。服一次，气息渐平，又服一次，当晚睡眠即良好。

按语：中医谓"和其阴阳，以平为期"，"平"者，平衡也，恰到好处也。前者升之太过，故呕吐眩晕；后者降之太过，故气息欲断，皆不平之过也。

（2020年12月9日）

眩晕案（2）

苏某，男，75岁。

病情：头眩欲仆已1周，小便短少，大便干结，兼有心慌胸闷、多梦、眠浅，却无口干口苦。舌体多齿痕，舌苔白腻，舌质偏紫，舌底静脉偏瘀。双脉有沉、滑、涩之象。

辨证立法：脾失运化，痰湿久蓄，升降失常，兼肠燥津亏，故小便短少，大便干结；胸膈为痰湿所困，气血不畅，故胸闷心慌；神明为痰湿所困，故眩晕如行舟。当健脾利水，润燥开胸化痰，调和升降，佐以活血为法。

主要平衡点及对应用药：

· 燥湿：火麻仁、天花粉、茯苓、白术、泽泻、猪苓。

· 升降：竹茹、枳实、陈皮、法半夏、厚朴。

·开合：瓜蒌、薤白。

·通堵：丹参、桃仁、红花。

·上下：远志。

处方：

火麻仁 9g	天花粉 6g	茯苓 9g	白术 9g
泽泻 9g	猪苓 9g	远志 6g	竹茹 6g
枳实 9g	陈皮 6g	法半夏 9g	厚朴 9g
瓜蒌 9g	薤白 9g	丹参 6g	桃仁 3g
红花 3g			

上药共为末，每次服半汤匙（约3g），日服3次。

次晨反馈： 当日早中晚饭后各服一次，当天傍晚即拉水样大便，小便亦变长。今已经无胸闷感，眩晕亦消十之八九。再服，大便变软成形，眩晕亦消失。

按语： 修习中医，当借力于经典，打开智慧的大门，又容易束缚于经典，成为经典的囚徒。平衡之道是经典给我指引的最终方向。把握了平衡之道，即真正把握了中医的核心精髓。

（2021年10月19日）

抑郁症案

陈某，女，16岁。浙江温州人，2021年5月28日网诊。

病情： 情绪抑郁1年半，近1个月来加重，频繁打哈欠，悲伤欲哭，下肢频繁抽搐，易怒。双侧太阳穴胀痛、胸闷、嗳气。腹部常绞痛，手足冰凉，两胁胀痛。口干、无口苦，恶心，胃口差，腹部怕凉，盗汗，心悸，腰腿酸软，怕冷又怕热。月经色黑有血块。舌淡红，苔少。

辨证立法：七情内伤，五志化火，伤阴耗液，虚火躁动；肝郁气滞血瘀，升降、缓急失常，兼之胆热脾寒。当以补心安神，润燥缓急，疏肝理气活血，兼清上温下，和其升降为法。

主要平衡点及对应用药：

·营卫：桂枝、白芍。

·升降：半夏、厚朴、枳实。

·缓急：白芍、甘草。

·亢厉：牡蛎。

·燥湿：天花粉、茯苓。

·上下：炙甘草、小麦、大枣、川牛膝。

·左右：柴胡。

·寒热：黄芩、干姜。

·通堵：桃仁、红花。

处方：

炙甘草 10g	小麦 12g	大枣 6 枚	白芍 12g
法半夏 9g	厚朴 9g	茯苓 9g	苏叶 6g
柴胡 12g	枳实 9g	桂枝 9g	干姜 9g
黄芩 9g	天花粉 9g	牡蛎 16g	桃仁 6g
红花 6g	川牛膝 6g		

5 剂，水煎服。

服后 2 天，反馈效果很好，第三天参加学校的舞蹈活动后，睡眠不好，四肢抽搐严重。辨证为：气血不足，过劳致中气内伤，薄土不制木，肝木摇动。嘱自购中成药归脾丸以培土抑木，合上药，内服 2 天，抽搐大定。

二诊：除胃口差，易疲劳之外，诸症皆已好转。

主要平衡点及对应用药：

·升降：黄芪、鸡内金、神曲、炒麦芽、半夏、厚朴。

·虚实：当归、党参。

·上下：远志、酸枣仁、炙甘草、小麦、大枣、川牛膝。

·寒热：黄芩、干姜。

·燥湿：天花粉、茯苓、白术。

·左右：柴胡。

处方：

黄芪 12g	当归 6g	酸枣仁 9g	远志 9g
鸡内金 6g	神曲 6g	炒麦芽 6g	党参 9g
白术 9g	炙甘草 10g	小麦 12g	大枣 6 枚
法半夏 9g	厚朴 9g	茯苓 9g	苏叶 6g
柴胡 12g	桂枝 9g	干姜 9g	黄芩 6g
天花粉 9g	牡蛎 16g	川牛膝 6g	

5 剂，水煎服。

后微信反馈：胃口转佳，精力旺盛，其余诸症亦安好。嘱注意休息及情志、饮食平衡等。

按语：一花一世界，一叶一菩提，一方一证一阴阳。万事万物，相生相克，在平衡中有序，在失衡中无序。人的身体和精神，亦复如是。

（2021年6月8日）

焦虑少眠案

陈某，男，28岁。厦门人，2021年7月9日网诊。

病情：情绪容易紧张焦虑，夜间不易入睡，眠浅1个月。口干口苦，易上火，胸闷心悸，冷食则腹泻，腰背酸痛，多痰，胸胁自觉有紧迫感。舌苔白腻。

辨证立法：表邪未解，内传半表半里。胆热伤津，脾寒则中土失运，升降失常。肝气不舒，经络拘急。当舒肝缓急，清上温中，和其升降，兼以解表润燥安神为法。

主要平衡点及对应用药：

· 表里：桂枝。

· 升降：枳实、陈皮、法半夏、厚朴。

· 左右之亢厉：牡蛎。

· 寒热：黄芩、干姜。

· 左右：柴胡。

· 缓急：白芍。

· 上下：远志、夜交藤。

处方：

炒白芍 9g　　柴胡 16g　　黄芩 9g　　桂枝 6g

干姜 6g	天花粉 9g	牡蛎 12g	甘草 6g
枳实 6g	陈皮 6g	法半夏 6g	茯苓 9g
厚朴 3g	远志 6g	夜交藤 6g	

上药共为末，每服半匙（约 3g），日 2 次。

服后微信反馈：效果良好。

（2021 年 7 月 23 日）

少眠案

朱某，男，54 岁。

病情：长期入睡困难、多梦，伴胸闷，易怒，口干，无口苦，晨起多眼屎，腰腿酸软无力，小便短黄，大便正常。舌苔厚腻，舌体胖大，脉数无力。

辨证立法：脾失运化，痰湿久蓄伤津，升降失常，燥湿相混；肝气亢厉失节，肝火上亢。当以润燥健脾，化痰祛湿，调和升降，兼清肝、平肝为法。

主要平衡点及对应用药：

· 燥湿：天花粉、茯苓、泽泻、薏苡仁、车前子。

· 升降：枳实、陈皮、法半夏、厚朴。

· 上下：川牛膝、怀牛膝。

· 左右之寒热：菊花、石决明。

处方：

枳实 9g	陈皮 6g	法半夏 9g	茯苓 9g
甘草 6g	厚朴 9g	怀牛膝 9g	川牛膝 9g

泽泻 9g　　　薏苡仁 12g　　　车前子 9g　　　天花粉 6g

菊花 9g　　　石决明 12g

6 剂，水煎服。

服后反馈：睡眠及易怒情绪大为改善，下肢有力，小便绵长。

按语： 吾曾经观读、揣摩施今墨先生医案十年，初不甚解其意，后终于领悟其中之奥妙，施氏药对的一阴一阳，一升一降，一寒一热，一虚一实等，皆是从临床实践中总结出来的大智慧。鄙人后又观读王三虎教授医案，受其"燥湿相混论"的启发，于是尝试将传统八纲进一步发挥，总结用平衡对称法制方，看似杂乱，其实处处以阴阳平衡为法则，所以疗效显著。

（2021 年 8 月 1 日）

失眠案

蔡某，女，53 岁，闽南著名女高音歌唱家，多年来一直受失眠所困扰，虽经本地多位"名医"耐心调治，然皆无功而返。

病情： 失眠多梦，伴口干但不多饮，无口苦，心烦、易怒、焦虑，常觉咽部有痰，腰酸。小便短少，大便如常。舌体胖大，舌苔腻，舌尖红。双脉滑，寸强，尺偏弱。

辨证立法： 脾运不力，升降失常，水湿不化，痰湿内蓄伤津；肝阳亢奋，心火旺盛，肾精不足，心肾不交，心神不安。当以滋阴健脾利水，上清心火，下固肾精，兼和其升降，平肝、清肝、疏肝为法。

主要平衡点及对应用药：

· 燥湿：天花粉、茯苓、泽泻、猪苓。

· 升降：竹茹、枳实、陈皮、法半夏。

· 寒热：黄连、栀子。

· 左右：柴胡。

· 缓急：白芍。

· 左右之寒热：菊花、石决明。

· 上下：远志、酸枣仁、枸杞子、川牛膝。

处方：

竹茹 6g	枳实 6g	陈皮 3g	法半夏 6g
茯苓 6g	炙甘草 3g	天花粉 6g	泽泻 6g
猪苓 6g	柴胡 6g	白芍 6g	石决明 9g
菊花 3g	龙骨 6g	枸杞子 6g	川牛膝 6g
远志 6g	酸枣仁 6g	黄连 3g	焦栀子 6g

3 剂，水煎服。

服后反馈：效果太好了！当晚服一次，即深度睡眠，一夜到天亮。

按语：该患者的失眠一症，几年前也请我诊治过，同样无功而返。后她多处访寻多位"名医"，几年来仍然无果。自疫情以来，鄙人很少外出游玩，经常闭门思过，总结近年来临证得失，同时也受王三虎教授学术启发，总结出平衡对称心法，验之临证，每收良效。前几天电话联系，请我再诊，欣然应允。望、闻、问、切之后，病机已了然于心中。疏上方已，告之必效也。果如神！今晨再观读《道德经》名句"人法地，地法天，天法道，道法自然"，也已字字入心。

（2021年8月16日）

焦虑失眠心神不安案

蔡某，女，23岁，泉州某高校大四学生。

病情：近半年来，常常焦虑、多梦失眠、心神不宁、提心吊胆，伴口干、心烦易怒、腹胀、头脑昏沉、头重脚轻。舌苔干燥而腻，略黄，舌边多齿痕，舌尖暗红。双脉寸大、关滑、尺弱。

辨证立法：脾运不力，水湿内蓄，升降失常，上则心火旺盛，心神不宁，下则肾气不足。当健脾祛湿，和其升降，清心火安心神，补肾气为法。

主要平衡点及对应用药：

·燥湿：天花粉、茯苓、苍术、泽泻、猪苓、滑石。

·升降：竹茹、枳实、陈皮、法半夏、厚朴。

·寒热：黄连、栀子。

·上下：远志、酸枣仁、川牛膝。

处方：

天花粉 6g	茯苓 6g	泽泻 6g	猪苓 5g
竹茹 6g	枳实 6g	陈皮 3g	法半夏 6g

黄连 3g　　　栀子 6g　　　川牛膝 5g　　　怀牛膝 5g

苍术 6g　　　厚朴 5g　　　远志 6g　　　酸枣仁 6g

滑石（包煎）3g

3 剂，水煎服。

服后反馈：已神清气爽，睡眠良好，精神愉悦，精力充沛。

按语： 物理学的能量守恒，哲学的对立统一，中医的阴阳平衡，三者其实是相通的。落实到具体，其实就是对表里、寒热、虚实、燥湿、升降、上下、左右等平衡的把握。中医无论怎么复杂多变，都不能离开上述的平衡法则。

（2021 年 8 月 30 日）

心动过缓案

余某，女，48 岁，湖北武汉人。2021 年 10 月 11 日，经人介绍来微信问询。

病情： 近 20 余年来，心率基本维持在 50 次 / 分钟左右，伴胸闷、气短（天气变化时更明显）、心下堵塞感，大便有时黏腻。舌苔白腻，舌紫，唇暗。

辨证立法： 心气不足则动缓，脾运不健则便黏、苔腻；气结于心下则闷堵，气血不畅则唇暗、胸闷。当以益气健脾，开结散瘀，和其升降为法。

主要平衡点及对应用药：

·虚实：黄芪。

·寒热：知母。

·升降：黄芪、柴胡、升麻（升），竹茹、枳实、陈皮、法半夏、厚朴（降）。

·开合：瓜蒌、薤白。

·通堵：丹参、桃仁、红花。

处方：

黄芪 36g	知母 18g	升麻 9g	柴胡 9g
枳实 18g	厚朴 15g	陈皮 9g	法半夏 18g
茯苓 18g	瓜蒌 18g	薤白 18g	丹参 18g
桃仁 9g	红花 9g		

上药共为末，嘱每次温开水调服半汤匙（约3g），日2次，于14天内服完。

服后反馈：现心率平均73次/分钟，人舒服许多，胸闷及心下堵塞感明显好转，大便通畅许多。

按语：黄芪升提中气，升麻、柴胡助之，知母制黄芪之热；瓜蒌、薤白，开胸化痰；厚朴、枳实，沉降心下堵塞之气；丹参、桃仁、红花活血。良医如良将，贵在考虑周全，该方兼顾气机之升降、开合、寒热、通堵之平衡于一体，故疗效显著。

（2021年10月27日）

阿尔茨海默病案

钱某，男，92岁。上海人，西医诊断为重度阿尔茨海默病已多年。

病情：口齿不清，语言迟滞，长期卧床，伴口唇干燥，心烦易怒，四肢痉挛。腹胀腹痛，大便干结，排便困难，小便不畅。舌红无苔。

辨证立法：口唇干燥、腹胀、大便干结不出，提示肠燥津亏，脾胃升降失常；脾失健运，升降失常，故小便不出；四肢痉挛，腿伸不直，腹部疼痛，提示经络缓急失常；阳明不降，兼之心火旺盛，故神昏；大脑失养，故痴呆。当滋阴润燥，健脾祛湿，舒肝缓急，调和升降，清心开窍，佐以益气为法。

主要平衡点及对应用药：

·燥湿：天花粉、麦冬、火麻仁、茯苓、白术、泽泻、苍术。

·升降：厚朴、陈皮、竹茹、枳实、陈皮、法半夏。

·寒热：黄连、栀子、知母。

·虚实：黄芪。

·缓急：白芍、赤芍、甘草。

·上下：远志。

处方：

天花粉 6g	麦冬 6g	火麻仁 9g	茯苓 6g
白术 6g	泽泻 6g	苍术 6g	厚朴 6g
陈皮 6g	甘草 3g	竹茹 6g	枳实 6g
法半夏 6g	远志 6g	白芍 9g	赤芍 9g
黄连 3g	栀子 6g	黄芪 9g	知母 3g

取颗粒剂 15 剂，以麦芽糖收膏，调成膏方，每次一汤匙（约 6g）调服，日 2 次。

半个月后家属反馈：二便通畅，四肢痉挛明显缓解，语言能力明显提升，家属说"能听到老人说出清晰且完整的语句"。

按语： 心火旺盛让人神昏，阳明不降亦让人神昏。大便不通，肠道毒素长期累积，对大脑神经的毒害可见一斑。在患者调服膏方的时候，本人又交代其多服营养神经的营养素：亚麻籽油、海藻油、银杏颗粒等。效果如斯，中医学与营养学相得益彰。

（2021 年 11 月 8 日）

心烦焦虑案

吴某，女，46 岁。

病情： 近 1 年多来心烦焦虑，易上火，伴口干口苦，偶尔胸闷。胃口一般，有反酸，但无烧灼感，心下堵，易腹胀。颈肩腰腿酸痛，头部左侧胀痛（特别是经前明显）。自觉怕热又怕冷，自觉咽部有阻塞感。小便短黄，大便不成形，常黏腻。舌苔厚腻，脉象沉滑。

辨证立法： 脾失健运，痰湿内蓄，升降失常，上热下寒，兼之肝经气郁，经络缓急失常。

主要平衡点及对应用药：

·燥湿：天花粉、茯苓、白术、泽泻、猪苓。

·升降：竹茹、枳实、陈皮、法半夏、厚朴、神曲。

· 寒热：黄芩、栀子、干姜。

· 左右：柴胡。

· 缓急：白芍、甘草。

· 上下：川牛膝。

· 通堵：川芎。

处方：

天花粉 6g	竹茹 6g	枳实 6g	陈皮 3g
法半夏 6g	茯苓 6g	白术 6g	苍术 6g
泽泻 6g	猪苓 6g	厚朴 3g	神曲 3g
黄芩 6g	栀子 3g	干姜 6g	川牛膝 3g
怀牛膝 3g	黄连 3g	炒白芍 6g	甘草 3g
柴胡 6g	川芎 6g。		

5 剂，水煎服。

服后反馈：服药当晚即觉舒畅。5 剂全部服完后，上述症状已明显改善。

按语：盈天地者，唯万物，而万物的本质，总是以成双成对的形式而表现，如男女、正负、深浅、明暗、上下、左右等。同理，疾病的症状虽然千变万化，而疾病的本质仍是以成双成对的形式而表现，如寒热、燥湿、升降、上下、左右、缓急等。

学习中医，若就症状而论症状，将无穷无尽，将症状上升为本质，一切将明明白白，无非阴阳之变化而已。

（2022 年 1 月 11 日）

四、皮肤病

乳房湿疹案

吴某，女，21 岁，2021 年 2 月 15 日初诊。

病情：左侧乳房湿疹，反复发作已 4 年，近 1 个月加重。左乳房部皮肤大块红斑、瘙痒。无口干口苦，睡眠浅，四肢怕冷，小便黄，大便正常。舌苔白腻，舌尖红，有齿痕。

辨证立法：痰湿内蓄，郁而生热，外受风邪，久则伤阳。当祛风、清热、化痰利湿，少佐以温阳。

主要平衡点及对应用药：

·表里：白蒺藜、地肤子。

·寒热：黄连、肉桂。

·燥湿：天花粉、茯苓、泽泻、薏苡仁、白茅根。

·升降：竹茹、枳实、陈皮、法半夏。

处方：

竹茹 6g	枳实 6g	陈皮 6g	法半夏 6g
茯苓 6g	甘草 3g	黄连 3g	肉桂 3g
天花粉 3g	泽泻 6g	白茅根 6g	薏苡仁 6g
生地黄 5g	白蒺藜 6g	地肤子 6g。	

6 剂，水煎服。

二诊：皮肤已见好转，唯口干，偶尔心烦，舌苔仍白腻。

主要平衡点及对应用药：

· 寒热：生石膏、黄连、栀子、肉桂。

· 升降：竹茹、枳实、陈皮、法半夏。

· 燥湿：天花粉、生地黄、茯苓、泽泻、薏苡仁、白茅根、芦根。

· 表里：白蒺藜、地肤子。

· 散结：海浮石。

处方：

竹茹 6g	枳实 6g	生石膏 9g	陈皮 6g
法半夏 6g	茯苓 6g	海浮石 6g	甘草 3g
黄连 3g	焦栀子 3g	肉桂 3g	天花粉 5g
泽泻 6g	白茅根 6g	薏苡仁 6g	芦根 6g
生地黄 5g	白蒺藜 6g	地肤子 6g	

6剂，水煎服。

后微信反馈："皮肤已经基本好了，痂皮都脱落了。"

按语：该患者四年来都是西医专家治疗，所用之药，不过内服激素和止痒药，外涂激素药膏，导致病情反复不愈。中医祛风、清热、化痰、利湿佐以温下之法，运用得当，效果立彰。利湿防伤津，清热防伤阴。润燥、温清、散结并用，这些都是中医学的优势。

（2021年3月20日）

慢性湿疹案（1）

林某，男，15 岁。

病情：面部、躯干和四肢皮疹 3 个月，瘙痒遇热加重。多梦，睡眠浅，心烦，口干，小便短黄，大便正常。舌苔白腻，舌尖红。脉滑数。

辨证立法：痰湿内蓄，郁而生热，热则生风，伤津耗液。当以清热化痰祛湿，祛风润燥为法。

主要平衡点及对应用药：

·燥湿：天花粉、石斛、茯苓、白茅根、芦根。

·升降：竹茹、枳实、陈皮、法半夏、厚朴。

·寒热：生石膏、知母、栀子、黄连、生地黄、牡丹皮。

·表里：刺蒺藜、白鲜皮、地肤子。

处方：

天花粉 9g	石斛 9g	竹茹 9g	枳实 9g
陈皮 6g	法半夏 9g	茯苓 9g	甘草 6g
白茅根 12g	芦根 10g	生石膏 12g	知母 9g
焦栀子 3g	黄连 3g	生地黄 9g	牡丹皮 6g
刺蒺藜 6g	白鲜皮 6g	地肤子 6g	厚朴 3g

6 剂，水煎服。

二诊：腻苔已化大部分，睡眠良好，小便白长，皮肤症状十愈七八。效不更方，继投 3 剂，以图全功。

按语：传统中医辨证多从风、湿、热处着手，然口干、小便短黄，提示湿热伤津生燥。多梦，眠浅，苔腻，又提示气机升降失常。如果忽略了燥湿、升降的微妙平衡，单投清热祛风之剂，效果必然飘忽。今以天花粉、石斛、白茅根、芦根调其燥湿，竹茹、枳实、陈皮、法半夏、厚朴，和其升降。正合古语所谓"不谋全局者，不足以谋一域"。

（2021 年 3 月 18 日）

慢性湿疹案（2）

施某，男，91 岁，龙岩人，父亲生前最亲密的战友，曾在叶飞将军的率领下参加过金门炮战。耄耋之年，却受湿疹所困。恰周末回乡，母亲告以详情，欣然应允，为之调治。

病情：全身皮肤瘙痒已 1 年多，口干、无口苦，心烦，多梦、眠浅，小便短黄，大便正常。舌红胖大苔腻，脉象滑数。

辨证立法：脾运不力，痰湿久蓄，郁久生热，气机升降失常，兼之心火旺盛，湿热之邪发于皮。当健脾、化痰、润燥、祛湿、清心，兼以和其升降为大法。

主要平衡点及对应用药：

· 燥湿：天花粉、茯苓、泽泻、滑石、白茅根。

· 升降：竹茹、枳实、陈皮、法半夏。

· 寒热：黄连、栀子。

· 表里：地肤子。

处方：

天花粉 9g   茯苓 9g   泽泻 9g   白茅根 9g

竹茹 9g   枳实 9g   陈皮 6g   法半夏 9g

黄连 6g   焦栀子 9g   地肤子 9g

滑石（包煎）12g

7 剂，水煎服。

服完 7 剂，患者反馈：全身轻松，小便清长，睡眠变好，皮痒消退。并自言如此良方，准备再抓 7 剂煎服。

按语：湿疹之原始点病机关键在于脾失运化。而脾一旦失运化，必然升降失常。因此，利湿防伤津，调和升降的思维在湿疹的调治过程中非常关键。若一味以祛风、利湿、清热为法，湿疹是很难取得良效的。

（2021 年 10 月 22 日）

痤疮案

黄某，男，21 岁。2021 年 2 月 22 日初诊。

病情：满脸痤疮，唇红，自诉经常熬夜，易上火。大便干，小便黄。无口干、口苦。舌尖红，苔稍黄腻。

辨证立法：痰湿内蓄，郁久生热伤津，气机升降失调，上热化火。当以化痰利湿、清热生津、和其升降为法。

主要平衡点及对应用药：

·燥湿：天花粉、火麻仁、茯苓、泽泻、白茅根、芦根。

·升降：竹茹、枳实、陈皮、法半夏。

·寒热：黄连、牡丹皮、连翘。

处方：

竹茹 6g	枳实 6g	陈皮 6g	法半夏 6g
茯苓 9g	甘草 5g	天花粉 3g	火麻仁 5g
泽泻 6g	白茅根 6g	芦根 6g	黄连 3g
牡丹皮 5g	连翘 6g		

5 剂，水煎服。

服后微信发来图片显示，痤疮大部已消失殆尽。

按语： 中医祛邪之法常用汗、下，然让热邪从小便而走，既不会有汗之伤津，下之伤气，岂不妙哉（出自施今墨先生语之大意）。西医治痘，必用抗生素。抗生素之功用，类似于上方之黄连、牡丹皮、连翘清热而已。然中医治痘，融入化痰、利湿、润燥，并调和升降之法，其中之意境，简直妙不可言！

（2021 年 2 月 28 日）

顽固性痤疮案

林某，女，37 岁。2021 年 2 月 20 日初诊。

病情： 面部及颈部痤疮 1 个月，多方治疗未果。伴口干，腹胀，心悸，心烦，腰酸腿软怕冷，大便黏，小便偏短。眠食尚可。舌苔白腻，多齿痕，舌质偏瘀暗。

辨证立法： 脾失运化，升降失常，寒热失调，上热下寒，气血不畅。当以健脾润燥化痰，清上温下，调和升降兼活血为法。

主要平衡点及对应用药：

·燥湿：天花粉、苍术、白术、茯苓。

·升降：枳实、陈皮、法半夏、山楂、神曲、厚朴。

·寒热：黄连、肉桂、干姜。

·上下：琥珀、怀牛膝。

·通堵：桃仁、红花。

处方：

天花粉 9g	枳实 9g	陈皮 6g	法半夏 9g
茯苓 9g	甘草 6g	苍术 9g	厚朴 6g
黄连 3g	肉桂 3g	怀牛膝 9g	白术 6g
干姜 6g	琥珀 6g	桃仁 6g	红花 6g
山楂 6g	神曲 6g		

2 剂，打为药末，每日温开水调服 2 次，每次取半汤匙（约 3g）。

2 月 25 日微信反馈：痤疮基本上消退，并且二便通畅，全身十分清爽。嘱其注意休息及饮食平衡，中药继续调服一段时间为好。

（2021 年 2 月 27 日）

荨麻疹案

施某，女，58 岁。

病情：每次接触到冷水即全身起风团、瘙痒。西医诊断为荨麻疹，服西替利嗪片，药到即止，药停即发。易疲劳，偶尔口干，无口苦，饮食、二便如常。舌苔薄白，舌左前边稍红。

辨证立法：肺主皮毛，肺气不足于内，寒气侵于外，营卫失和，郁而生风。当以补肺气，调营卫为法。

主要平衡点及对应用药：

· 虚实：黄芪。

· 营卫：桂枝、白芍。

· 寒热：知母。

处方：

黄芪 12g	桂枝 9g	白芍 9g	炙甘草 6g
生姜 3 片	大枣 3 枚	知母 6g	

3 剂，水煎服。

后电话随访，皮肤已经不再起风团。

（2021 年 1 月 29 日）

慢性荨麻疹案（1）

叶某，女，45 岁。

病情：全身起红色风团、极瘙痒，时好时坏，反复发作。口干、咽部有疼痛感，脸部易潮红。舌苔黄腻，舌边红、有齿痕，脉沉数。西医抗组胺药已内服 1 个月，无效。

辨证立法：湿热内蓄，郁而生风；气机升降失常，邪居半表半里之间。法当清热除湿，和其少阳，调节气血之升降。

主要平衡点及对应用药：

·燥湿：天花粉、茯苓、泽泻、白茅根。

·寒热：生石膏、牛蒡子、金银花、连翘、黄芩。

·表里：刺蒺藜、地肤子、柴胡（半表半里）。

·升降：竹茹、枳实、陈皮、法半夏。

处方：

天花粉 9g	茯苓 9g	泽泻 9g	白茅根 10g
生石膏 16g	牛蒡子 9g	金银花 6g	连翘 6g
柴胡 12g	黄芩 9g	竹茹 9g	枳实 9g
陈皮 6g	法半夏 9g	炙甘草 6g	刺蒺藜 6g
地肤子 6g。			

6 剂，水煎服。

二诊：皮疹已减轻，但仍易反复，咽痛不再，唯咽部有黏痰。

主要平衡点及对应用药：

·燥湿：天花粉、茯苓、泽泻、白茅根、海浮石、天竺黄。

·寒热：生石膏、黄芩。

·升降：竹茹、枳实、陈皮、法半夏。

·表里：刺蒺藜、地肤子、柴胡（半表半里）。

处方：

天花粉 9g	茯苓 9g	泽泻 9g	白茅根 10g
生石膏 16g	海浮石 9g	天竺黄 6g	柴胡 12g

黄芩 9g	竹茹 9g	枳实 9g	陈皮 6g
法半夏 9g	炙甘草 6g	刺蒺藜 6g	地肤子 6g

4 剂，水煎服。

三诊： 皮疹进一步减少，口干明显，易疲劳。

主要平衡点及对应用药：

·燥湿：天花粉、茯苓、泽泻、苍术、薏苡仁、白茅根、芦根。

·升降：竹茹、枳实、陈皮、法半夏。

·寒热：生石膏、知母。

·表里：刺蒺藜、柴胡（半表半里）。

·虚实：党参。

处方：

柴胡 12g	黄芩 9g	天花粉 9g	知母 9g
茯苓 10g	泽泻 9g	苍术 9g	薏苡仁 15g
白茅根 9g	芦根 9g	竹茹 6g	枳实 6g
陈皮 6g	法半夏 6g	党参 6g	刺蒺藜 9g
生石膏 12g	地肤子 9g		

5 剂，水煎服。

后电话随访，皮疹基本消失。

（2021 年 1 月 12 日）

慢性荨麻疹案（2）

李某，女，41 岁。

病情： 皮肤反复发生瘙痒性风团已 3 年，近半个月来加重，每到半夜 12 点左右即风团发作，以身两侧为主。伴口干口苦，心烦易倦，易上火，喜热食，怕冷硬食物，多梦，咽部多痰，头部遇风则隐痛不安。舌淡苔白腻，舌边多齿痕，脉沉滑。

辨证立法： 少阳郁热，中焦虚寒，运化不力，水湿内生，升降失常兼受风邪。当清热疏肝，益气温中健脾，调和升降，兼以祛风为法。

主要平衡点及对应用药：

· 表里：刺蒺藜、苏叶、蔓荆子。

· 寒热：黄芩、干姜。

· 虚实：党参、炙甘草。

· 燥湿：茯苓、白术。

· 升降：厚朴、法半夏、竹茹、枳实、陈皮。

· 左右：柴胡。

处方：

柴胡 9g	黄芩 6g	法半夏 6g	党参 6g
炙甘草 3g	竹茹 6g	枳实 6g	陈皮 3g
茯苓 6g	干姜 6g	白术 6g	刺蒺藜 6g
厚朴 3g	苏叶 3g	蔓荆子 3g	

6 剂，水煎服。

二诊： 服后电话反馈，效果很满意。嘱去苏叶、蔓荆子，加苍术 5g，继服 6 剂。

按语：患者服药当晚，效果就已经显现，但到第三天晚上 12 点，风团又大作，主动说当晚 9 点吃了些西瓜、芒果，问吾是否为芒果过敏？答之，瓜果本生湿，易伤脾，而升降失常。脾本虚弱，又加之瓜果，脾虚不运，湿气内生。脾土虚弱，不制肝木，肝风内生，故风团大作。告之晚上不要再吃任何水果，风团应该不再兴起。后果如此！

（2021 年 6 月 16 日）

疱疹案

林某，男，27 岁。

病情： 额部、头顶、双眼部多处疱疹，疼痛，伴两侧腮腺及颌下淋巴结肿大。口干，小便黄，欲呕，发热，心烦眠差，双眼干涩。舌红，苔黄，脉数滑。

辨证立法： 湿热内蓄，饮食不节，化火生毒，炎上则头生疱疮，犯胃则呕，扰心则心烦失眠。当以清热解毒、利湿消火为法。

主要平衡点及对应用药：

·燥湿：天花粉、石斛、茯苓、白术、泽泻、白茅根、芦根。

·寒热：金银花、连翘、生地黄、栀子、黄连、生石膏、知母、黄芩。

·升降：竹茹、枳实、陈皮、法半夏、厚朴。

·左右及其寒热：柴胡、菊花、夏枯草、桑叶（肝左

肺右)。

·散结：浙贝母。

处方：

天花粉 9g	石斛 9g	茯苓 9g	白术 9g
泽泻 9g	白茅根 12g	芦根 12g	金银花 9g
连翘 9g	生地黄 9g	竹茹 9g	枳实 9g
陈皮 9g	法半夏 9g	厚朴 5g	菊花 6g
夏枯草 9g	桑叶 6g	柴胡 6g	焦栀子 6g
黄连 3g	浙贝母 9g	生石膏 24g	知母 9g
黄芩 6g			

3 剂，水煎服。

后微信上反馈，效果很好，服 2 剂后疱疹大部分消退。效不更方，嘱其继续服一二剂，并注意饮食平衡及休息。

（2020 年 12 月 24 日）

急性荨麻疹案

陈某，女，23 岁。

病情：全身多处风团样皮疹，极瘙痒，西医诊断为急性荨麻疹，西药治疗效果不明显。口干，胃口不好，睡眠差，眼睛干涩。舌淡，苔白厚腻。

辨证立法：外受风邪，痰湿内蓄，升降失常。当化痰祛湿，和其升降，兼祛风邪为法。

主要平衡点及对应用药：

·表里：荆芥、防风、地肤子、刺蒺藜。

·燥湿：天花粉、生地黄、苍术、茯苓、泽泻、白茅根、淡竹叶。

·升降：厚朴、竹茹、枳实、陈皮、法半夏、焦山楂、炒麦芽、神曲。

·左右：决明子、桑叶、菊花（肝左肺右）。

·散结：浙贝母。

处方：

天花粉 9g	生地黄 9g	茯苓 9g	泽泻 9g
白茅根 9g	淡竹叶 6g	陈皮 9g	法半夏 9g
浙贝母 9g	苍术 9g	厚朴 9g	竹茹 9g
枳实 9g	焦山楂 6g	炒麦芽 6g	神曲 6g
决明子 6g	桑叶 6g	菊花 6g	荆芥穗 6g
防风 6g	地肤子 9g	刺蒺藜 9g	

5 剂，水煎服。

二诊：皮肤略有好转，但仍口干，小便短少，心烦，舌苔白腻，舌体胖大，舌尖红。

辨证立法：燥湿相混，郁而生热；心火亢盛，升降失常。当以祛湿润燥、清热凉血、和其升降为法。

主要平衡点及对应用药：

·表里：地肤子、刺蒺藜。

·燥湿：天花粉、石斛、生地黄、茯苓、泽泻、淡竹叶、白茅根、芦根。

·寒热：生石膏、知母、牡丹皮、黄连、焦栀子。

·升降：竹茹、枳实、厚朴。

处方：

天花粉 9g	石斛 9g	生地黄 12g	茯苓 9g
泽泻 9g	淡竹叶 9g	白茅根 9g	芦根 9g
牡丹皮 6g	生石膏 15g	知母 9g	地肤子 9g
刺蒺藜 9g	竹茹 9g	枳实 9g	厚朴 6g
焦栀子 5g	黄连 3g		

5 剂，水煎服。

后电话随访，基本痊愈。

按语：

疾病不过是诸多矛盾的综合，治病的过程即是调和矛盾的过程。疾病的矛盾无非是表里、寒热、虚实、燥湿、升降、气血、营卫、上下、左右、散结等，中医统称为"阴阳"。

"阴阳"二字足以统一中医各个流派。因此，治病的思维不必局限于某个流派或学说，只要一心专注于阴阳之平衡，即可药到病除。

（2020 年 12 月 21 日）

皮肤瘙痒案

李某，男，15 岁，广西柳州人，2021 年 5 月 21 日网诊。

病情：全身瘙痒 1 个月，腹股沟、后背为甚，伴长期腹胀，入睡困难，大便黏腻。舌苔偏黄腻，舌尖红。

辨证立法：脾土虚弱，运化不力，升降失常，郁久湿热内生，外及皮肤。当健运脾土，清热除湿，和其升降，佐以祛风为法。

主要平衡点及对应用药：

·燥湿：苍术、茯苓。

·升降：竹茹、枳实、陈皮、法半夏、厚朴。

·寒热：黄连、黄芩。

·表里：地肤子、刺蒺藜。

处方：

竹茹 9g	枳实 9g	陈皮 6g	法半夏 9g
茯苓 9g	甘草 6g	苍术 9g	厚朴 9g
黄连 3g	黄芩 6g	地肤子 9g	刺蒺藜 9g

3 剂，水煎服。

后家属微信反馈，效果挺好。

（2021 年 5 月 28 日）

双下肢湿疹案

林某，男，36 岁。2021 年 5 月 21 日初诊。

病情：双下肢前侧皮疹，搔抓渗出，极痒，夜间尤甚。口唇干，咽痒，大便不成形。舌苔白腻。

辨证立法：脾失运化，痰湿久蓄伤津，兼之风邪外受。当以化痰祛湿润燥、祛风止痒为法。

110

主要平衡点及对应用药：

· 表里：荆芥、防风、白鲜皮、地肤子、白蒺藜。

· 燥湿：天花粉、茯苓、泽泻、苦参。

· 升降：陈皮、法半夏、枳实。

· 上下：川牛膝。

处方一：

天花粉 9g	枳实 9g	川牛膝 9g	茯苓 9g
陈皮 6g	荆芥 6g	苦参 9g	泽泻 9g
法半夏 9g	防风 6g	竹茹 9g	甘草 6g
地肤子 9g	白鲜皮 9g	白蒺藜 9g	

5 剂，水煎服。

处方二：

苦参 12g	苍术 12g	黄柏 9g	明矾 10g
刺蒺藜 10g	甘草 6g		

5 剂，煎汤外洗。

二诊： 皮肤好转许多，仍有点口干、嗳气、鼻塞，寸脉盛、尺脉弱。患者自述因工作需要，每天讲话太多。此升降失调，上盛下虚，遂以原方增厚朴、麦冬、白芷、辛夷，去荆芥、防风、苦参。

主要平衡点及对应用药：

· 表里：白芷、辛夷、地肤子、白鲜皮、白蒺藜。

· 燥湿：天花粉、麦冬、茯苓、泽泻。

· 升降：厚朴、竹茹、枳实、陈皮、法半夏。

·上下：川牛膝。

处方：

天花粉 9g	麦冬 6g	枳实 9g	川牛膝 9g
茯苓 9g	陈皮 6g	泽泻 9g	法半夏 9g
白芷 6g	辛夷 6g	竹茹 9g	甘草 6g
地肤子 9g	白鲜皮 9g	白蒺藜 9g	厚朴 5g

5 剂，水煎服。

服后反馈，皮肤进一步好转，且精力旺盛，精神饱满。

（2021 年 6 月 4 日）

湿疹案

林某，男，72 岁，龙岩人。

病情：全身多处成片红疹，瘙痒 1 年，伴口干、多饮、容易腹胀、易怒、心烦、小便短。舌体胖大，舌苔白，脉沉滑。

辨证立法：脾失运化，水湿不利，郁久生热伤津。肝经亢厉失节，肝木亢，心火旺。法当清热润燥，健脾利湿，清肝平肝兼泻心火。

主要平衡点及对应用药：

·燥湿：天花粉、麦冬、茯苓、苍术、泽泻、猪苓、车前子、滑石。

·寒热：栀子、牡丹皮、生石膏、知母。

·升降：厚朴、陈皮。

·左右：龙齿、牡蛎、石决明。

处方：

天花粉 9g　　麦冬 9g　　　茯苓 9g　　　泽泻 9g

猪苓 9g　　　车前子 6g　　甘草 6g　　　生石膏 12g

知母 9g　　　苍术 9g　　　厚朴 9g　　　陈皮 6g

龙齿 12g　　牡蛎 12g　　　石决明 9g　　焦栀子 6g

牡丹皮 3g　　滑石（包煎）9g

7 剂，水煎服。

服后电话反馈：效果满意，已经十愈七八。

嘱其上方增薏苡仁 24g，淡竹叶 9g，再服 6 剂，以图全功。

按语： 见痒止痒，见皮治皮，是皮肤科的常见套路。但以生硬的套路，如何能应对变化多端的病症？一位武术宗师曾经说过，"功夫的最高境界是无形的""要像水一样适合任何的容器"。中医通文通武，道理当然都是相通的。所以研究经方时方的最后目的，当然不是停留在执方以治病，应该根据病症病机的阴阳变化而制方，这是提高中医疗效的唯一法门，更是中医走向辉煌的唯一出路。

（2021 年 7 月 20 日）

带状疱疹案

王某，女，67 岁，漳州芗城人。2021 年 7 月 23 日晚上 10 点电话问诊。

病情：上额、眼皮、头顶部等多处成串水疱样皮疹 3 天，伴抽痛、刺痛，心烦、多梦、眠浅，无口干口苦，胃口差，小便黄，大便如常。舌体胖大，舌苔黄腻。

主要平衡点及对应用药：

·缓急：白芍、赤芍、甘草。

·燥湿：天花粉、茯苓、泽泻、车前子、白茅根、芦根、滑石。

·寒热：栀子、黄连。

·通堵：乳香、没药、元胡。

·升降：竹茹、枳实、陈皮、法半夏。

辨证立法：水湿内蓄，心火上炎，气血瘀滞，经络拘急，气机升降失常。当以活血缓急止痛，清热利湿，兼调和升降为法。

处方：

白芍 6g	赤芍 6g	甘草 3g	乳香 3g
没药 3g	元胡 6g	茯苓 6g	泽泻 6g
车前子 3g	白茅根 6g	芦根 6g	天花粉 3g
焦栀子 6g	黄连 3g	竹茹 6g	枳实 6g
陈皮 6g	法半夏 6g	滑石（包煎）3g	

4 剂，水煎服。

首剂服后 1 小时反馈：抽痛刺痛及心烦意乱等大减。3 天后反馈：皮损及抽痛刺痛基本上消除，睡眠也比平常更好更深。

按语：现代医学用理、化的方式去分析事物，认为其病机为疱疹病毒侵犯周围神经所致。中医用哲学的智慧去认识事物，认为病机为湿、热、瘀等。临证之际，鄙人惯用自己所总结的平衡对称法制方，该方顾及通堵、缓急、燥湿、升降、寒热诸平衡。实践证明，如此处方，不但精准，高效，真正地达到了"和其阴阳，以平为期"的境界，而且药量可以大大减少，节省宝贵的药材。

（2021 年 7 月 26 日）

"漆"过敏案

林某，女，42 岁，龙岩人，因接触漆树后，脸部及双手臂多处成片红斑，瘙痒。于当地医院西医皮肤科治疗 4 天，曾用过西药泼尼松、氯雷他定、维生素 C、维丁胶性钙等，或口服或肌注或静滴，药效一过，皮疹即复发。其主治医师刚好是我小时候的邻居，发来皮肤图片和舌象，请求支援。

见其舌体胖大，舌尖红，舌苔白腻。舌体胖大，言其水湿内蓄；舌尖红，言其上焦热盛；舌苔白腻，言其脾失运化，升降失常。遂以清热、利湿、调和升降为大法。

主要平衡点及对应用药：

· 燥湿：天花粉、茯苓、泽泻、滑石、车前子、白茅根。

· 寒热：黄连、黄芩、牡丹皮。

· 升降：竹茹、枳实、陈皮、法半夏。

· 表里：地肤子。

115

处方：

天花粉 9g	茯苓 9g	泽泻 9g	车前子 9g
白茅根 12g	竹茹 9g	枳实 9g	陈皮 6g
法半夏 9g	黄连 3g	黄芩 6g	牡丹皮 6g
地肤子 6g	滑石（包煎）9g		

6 剂，水煎服。

服后反馈：初服 1 剂，即十愈七八。再服 2 剂，已经基本告愈。

按语：传统中医皮肤科思维习惯应用以祛风为主的套方，效果往往平庸。中医虽博大精深，但并非不可驾驭，症象虽千变万化，但本质上不出表里、寒热、虚实、燥湿、升降等诸平衡规律。

（2021 年 8 月 15 日）

痒疹案

廖某，男，50 岁，龙岩新罗区农民。

病情：近 1 个月以来，每于夜卧则四肢及躯干皮肤起红色小疹，极瘙痒，影响睡眠。口干，心烦，小便黄，大便正常。舌胖大，舌苔稍腻，舌尖稍红，双脉沉滑。

辨证立法：脾运不力，痰湿内蓄，升降失常，郁久化热生风。当健脾祛湿，调和升降，佐以清心火为法。

主要平衡点及对应用药：

· 燥湿：天花粉、茯苓、泽泻、滑石、车前子。

· 寒热：黄连、黄芩、牡丹皮。

· 升降：竹茹、枳实、陈皮、法半夏。

处方：

天花粉 6g	茯苓 6g	泽泻 6g	车前子 3g
竹茹 6g	枳实 6g	陈皮 3g	法半夏 6g
黄芩 6g	黄连 3g	牡丹皮 3g	滑石（包煎）6g

6 剂，水煎服。

服后反馈：前述夜间皮肤瘙痒的症状不再起来。

按语： 患者自述近期喜食西瓜，多食则伤脾，脾伤则运化不力，升降失常，痰湿内蓄，郁久则化热生风，故痒疹四起。西医以西药西替利嗪抗组胺止痒，治其末也。中医以燥湿、升降、寒热平衡之法，平衡其本源，中西之差异，一本一末而已。

（2021 年 9 月 3 日）

汗疱疹案

李某，女，43 岁，龙岩新罗区人，来电话求诊。

病情： 近 5 个多月以来，双手指及手掌反复起密集小水疱，干后即脱屑，极瘙痒，自己用针挑破小水疱，局部红肿。自购激素药膏外涂，反复不愈。舌胖大，舌质红，苔厚中间有裂痕。

辨证立法： 脾运不力，水湿内蓄，升降失常，郁久生热。当以健脾利水，养阴清热，兼调和升降为法。

主要平衡点及对应用药：

·燥湿：生地黄、石斛、茯苓、泽泻、白术、薏苡仁、猪苓、滑石。

·寒热：牡丹皮、黄芩、蒲公英。

·升降：竹茹、枳实、陈皮、法半夏。

处方：

生地黄 9g	石斛 9g	茯苓 9g	泽泻 9g
白术 9g	薏苡仁 12g	猪苓 9g	牡丹皮 6g
竹茹 9g	枳实 9g	陈皮 6g	法半夏 9g
黄芩 6g	蒲公英 9g	滑石（包煎）9g	

7 剂，水煎服。

服后反馈：服 7 剂后，自觉效果很好，继续再服 3 剂，前后共服 10 剂，今已经痊愈了。

按语： 有人问我，健脾利水可以理解，方中为何又用温胆汤？答之，脾运不力，必然升降失常，而竹茹、枳实、陈皮、半夏，其沉降之力以助脾胃升降，以助脾之运化。脾之运化如常，则万病向愈，何况皮乎？

（2021 年 9 月 17 日）

剥脱性唇炎案

欧阳氏，女，67 岁，漳州芗城区人。

病情： 半个月来，上下口唇瘙痒，干燥脱屑、结痂及鳞屑脱落，反复不愈。无口干口苦，多梦、睡眠浅。舌胖大，舌苔腻黄，舌面干燥，脉沉滑。

辨证立法：燥湿相混，升降失常，胃火旺盛，上炎于唇。当祛湿润燥，调和升降，上清胃火，外则佐以止痒祛风为法。

主要平衡点及对应用药：

·燥湿：天花粉、石斛、茯苓、泽泻、滑石、车前子。

·寒热：黄连。

·升降：竹茹、枳实、陈皮、法半夏。

·表里：刺蒺藜。

处方：

天花粉 9g　　石斛 9g　　　茯苓 9g　　　泽泻 9g

车前子 6g　　竹茹 9g　　　枳实 9g　　　陈皮 6g

法半夏 9g　　黄连 3g　　　刺蒺藜 9g　　滑石（包煎）9g

5 剂，水煎服。

服后反馈：效果良好，基本痊愈。

按语：唇炎虽属局部，但中医却从整体阴阳失衡的视角，调和其燥湿、升降、寒热的平衡，不治病而病自愈。反之，见病治病，永无愈期。

（2021 年 9 月 18 日）

皮痒心悸案

林某，男，43 岁，漳州芗城人。

病情：全身皮肤瘙痒，以腰臀部尤为严重，已经 1 年多，伴多梦眠浅，心悸，心烦易怒，小便黄短，大便黏腻，偶尔腹胀。舌苔黄腻，舌胖大，舌尖红。脉象滑数。

辨证立法：脾失健运，痰湿内蓄，升降失常。心火不降则上炎，扰乱心神，故心悸不安；心主血脉，心火旺盛，血受热生风故痒。当健脾祛湿，调和升降，清心凉血，佐以养心安神，祛风止痒为法。

主要平衡点及对应用药：

·燥湿：天花粉、茯苓、白术、苍术、薏苡仁、猪苓、滑石、泽泻。

·升降：厚朴、枳实、陈皮、法半夏。

·寒热：黄连、栀子、牡丹皮。

·上下：远志、琥珀。

·表里：白蒺藜。

处方：

琥珀 9g	枳实 14g	陈皮 9g	法半夏 14g
茯苓 14g	黄连 9g	栀子 9g	牡丹皮 9g
天花粉 9g	泽泻 14g	猪苓 14g	滑石 18g
白术 14g	薏苡仁 14g	苍术 14g	厚朴 9g
白蒺藜 14g	远志 14g		

上药共为末，每次半汤匙（约 3g）温开水调服，日 2 次。

服后反馈：大便已顺畅，小便清长，睡眠良好，皮肤瘙痒十愈七八。

按语：患者之前用止痒药膏外涂，反复不愈。今以黄连、栀子、牡丹皮清心凉血；琥珀、远志安神养心；苍术、白术、泽泻、猪苓、滑石等健脾祛湿；厚朴、枳实、陈皮等和其升降，白蒺藜祛风止痒。外病内治，而非见皮治皮，见痒止痒，故疗效显著。

（2021 年 11 月 14 日）

干性湿疹案

朱某，男，31 岁，龙岩新罗区人。因皮肤干燥瘙痒求诊。

病情：腰部以下皮肤干燥、脱屑、瘙痒已有 3 年，尤以双下肢为重，睡觉时加重。唇干，多梦眠浅，心烦易怒，无口干口苦。小便短黄，大便正常。舌胖大，多齿痕，舌根苔腻，脉沉细滑。

辨证立法：脾失健运，津液不达于上则唇干，不达于外则皮肤干燥；水湿蓄于内，外溢于肌肤则瘙痒；升降失常，心火上炎则血热。当以清心凉血，健脾祛湿，祛风润燥，兼调和升降为法。

主要平衡点及对应用药：

· 燥湿：天花粉、石斛、茯苓、白术、泽泻、猪苓。

· 升降：竹茹、枳实、陈皮、法半夏。

· 寒热：黄连、牡丹皮。

· 表里：刺蒺藜。

· 上下：川牛膝。

处方：

天花粉 9g   石斛 9g   茯苓 9g   白术 9g

泽泻 9g　　猪苓 9g　　竹茹 9g　　枳实 9g

陈皮 6g　　法半夏 9g　　甘草 6g　　黄连 3g

牡丹皮 6g　　刺蒺藜 9g　　川牛膝 9g

3 剂，水煎服。

服后反馈：一剂知，三剂已，且小便清长，睡眠变好，心情变好。

按语：十年前，鄙人曾观读北京中医皮科名家朱仁康的干性湿疹医案，见其滋阴与健脾兼顾，自己临证多次运用，效果却不尽人意，心中困惑不解。十年后之今日，学识与阅历俱增，重新审视了中医阴阳、八纲，悟出了更深刻的内涵，将燥湿、升降、上下等和传统的八纲理论体系对接，并用之指导用药，其效有如神助。

（2021 年 11 月 28 日）

皮肤淀粉样变案

张某，男，71 岁，秦皇岛北戴河退休干部。双下肢皮肤淀粉样变 7 年，多处求医未果，要求网诊一试。

病情：双下肢前部大片皮肤淀粉样变，颗粒呈黄豆或绿豆大小，极瘙痒。口干口苦，多梦眠浅，小便短小，大便干结。舌淡胖大，苔厚腻。

辨证立法：脾失健运，气机升降失常，痰湿凝滞于皮肤。痰湿盛，肠燥津亏，故便结，郁久化热，故口干口苦，兼之风邪外受，则痒。治当清热健脾利湿，调和升降，化痰散结，活血润燥，兼以祛风为法。

主要平衡点及对应用药：

·燥湿：天花粉、火麻仁、茯苓、苍术、泽泻、猪苓、滑石。

·寒热：黄芩、生石膏。

·升降：竹茹、枳实、陈皮、法半夏、厚朴。

·散结：三棱、莪术、牡蛎、瓦楞子。

·上下：远志、川牛膝。

·表里：刺蒺藜。

处方：

天花粉 6g	火麻仁 6g	茯苓 6g	苍术 6g
泽泻 6g	猪苓 6g	滑石 9g	黄芩 6g
生石膏 12g	竹茹 6g	枳实 6g	陈皮 3g
法半夏 5g	厚朴 6g	远志 6g	三棱 9g
莪术 9g	牡蛎 12g	瓦楞子 12g	白蒺藜 9g
川牛膝 6g			

2 剂，上药共为末，每天早、晚饭前半小时温开水调服，每次半汤匙量（约 3g）。

二诊：皮肤明显好转，且睡眠良好，小便通利，大便如常，唯小便后有漏尿之现象。患者信心大增，希望继续治疗。以上方为基础，增加敛摄小便之覆盆子 9g，化痰散结之白芥子 12g，再投 2 剂，共为末，服法同前。

服后反馈：原来的皮损处已经光亮，平滑如初。七年之皮疾，经40余天的坚持治疗，基本宣告痊愈。

按语：药者，钥也。良医制方，如巧匠之制钥，秘诀皆在于和其阴阳。阴阳二字，最是精妙，若能体悟，而后方能心生万法。

（2021年12月9日）

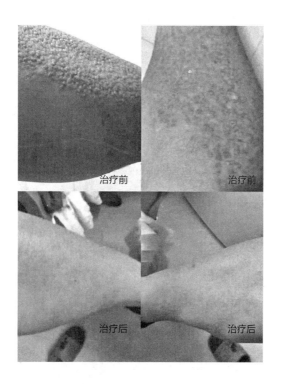

治疗前　治疗前

治疗后　治疗后

糖尿病足部湿疹案

林某，女，65岁，漳州东山县人。

病情：右下肢胫前大片湿疹，久治不愈，有多年糖尿病史。因拒绝内服中药，不配合问诊，只有一张微信舌象：舌体胖大，舌苔腻，舌质偏红。

辨证立法：舌体胖大，乃脾失健运，水湿内停；舌苔腻，乃脾失健运，痰湿内蓄，升降失常。舌红，乃有内热。治当以健脾祛湿，和其升降，清热解毒为法。

主要平衡点及对应用药：

· 燥湿：天花粉、茯苓、泽泻、白术、猪苓。

· 升降：竹茹、枳实、陈皮、法半夏。

· 寒热：黄连、黄芩。

· 上下：川牛膝。

处方：

天花粉 6g	茯苓 6g	泽泻 6g	白术 6g
猪苓 6g	竹茹 6g	枳实 6g	陈皮 3g
法半夏 6g	黄连 3g	黄芩 6g	川牛膝 6g

5 剂，水煎，局部外敷。

后家人微信反馈：效果良好。

按语：《理瀹骈文》名句："外治之理即内治之理，外治之药即内治之药，所异者，法尔。"鄙人常以此为据，内病外治。天花粉之润燥，茯苓、白术、泽泻、猪苓健脾祛湿，黄连、黄芩之清热解毒，竹茹、枳实、陈皮、法半夏和其升降，川牛膝引药下行。该方融燥湿、升降、寒热、上下于一体，且妙在改内治为外治，同样收效，外治法之妙，妙不可言。

（2022 年 1 月 21 日）

五、泌尿系统疾病

尿潴留案

许某，男，76岁，莆田人。因小便点滴难出，上个月曾两次到某医院插管导尿。恰逢莆田新冠疫情爆发封城，家属来电话，请求网诊一试。

病情：小便点滴难出，大便艰难，晨起口干舌燥，心烦气躁，入睡困难，双下肢无力，足面水肿，浑身乏力。舌胖大，舌苔腻。

辨证立法：脾失运化，痰湿内蓄，升降失常，久则耗气伤津，心火上浮。当以健脾祛湿，益气养阴润燥，调和升降，兼清心火为法。

主要平衡点及对应用药：

·燥湿：天花粉、火麻仁、茯苓、泽泻、猪苓、白术、薏苡仁、防己。

·寒热：黄连、栀子。

·升降：竹茹、枳实、陈皮、法半夏。

·上下：川牛膝。

·虚实：黄芪。

处方：

天花粉 9g	火麻仁 9g	茯苓 9g	泽泻 9g
猪苓 9g	白术 9g	薏苡仁 12g	防己 9g
竹茹 9g	枳实 9g	陈皮 6g	法半夏 9g
黄连 3g	焦栀子 6g	川牛膝 9g	黄芪 12g

6 剂，水煎服。

二诊： 二便较通畅，睡眠较好，力气较前增长，但夜尿频多，舌仍胖大，当须兼顾敛摄下元。

主要平衡点及对应用药：

·燥湿：天花粉、火麻仁、茯苓、泽泻、猪苓、白术、苍术、防己。

·寒热：黄连、栀子。

·升降：厚朴、竹茹、枳实、陈皮、法半夏。

·敛散：五味子、覆盆子。

·虚实：黄芪、党参。

·上下：远志、酸枣仁。

处方：

厚朴 3g	天花粉 6g	火麻仁 6g	茯苓 6g
泽泻 6g	猪苓 6g	白术 6g	苍术 6g
防己 6g	远志 6g	酸枣仁 6g	竹茹 6g
枳实 6g	陈皮 3g	法半夏 6g	黄连 3g
焦栀子 6g	五味子 6g	覆盆子 6g	黄芪 12g
党参 9g			

5 剂，水煎服。

服后反馈：白天二便通畅，夜尿已减少，精气神进一步好转。

按语：大厦之将倾，必是因失去平衡之支点。人之疾病，亦是因平衡支点的破坏。初诊顾其燥湿、升降、寒热、虚实、上下之平衡；二诊再顾及敛摄与利湿之平衡，则疾病由重变轻，由大变小，由小变好，乃是必然的事情。

（2021 年 9 月 21 日）

小便不利案

张某，女，35 岁。

病情：小便点滴不利、灼热感 2 个多月，伴口干、口苦、心烦易怒、腰腿部酸胀怕冷、睡眠差、便干。舌质红，苔腻有黄，齿痕明显。

辨证立法：水湿排泄不利，久郁化热津伤，燥气生；兼之升降失和，寒热失调，故当以利湿润燥兼顾，清上温下并用，调和升降为法。

主要平衡点及对应用药：

·燥湿：天花粉、火麻仁、茯苓、泽泻、车前子、淡竹叶、滑石。

·寒热：黄芩、黄连、栀子、生石膏、知母、黄柏。

·升降：竹茹、枳实、陈皮、法半夏、厚朴。

·上下：怀牛膝、肉桂（温下）。

处方：

天花粉 6g	知母 6g	火麻仁 5g	茯苓 9g
泽泻 9g	车前子 6g	淡竹叶 6g	黄芩 6g
黄柏 6g	黄连 3g	栀子 3g	生石膏 12g
肉桂 5g	怀牛膝 9g	竹茹 6g	枳实 6g
陈皮 6g	法半夏 6g	厚朴 5g	甘草 3g

滑石（包煎）6g

6剂，水煎服。

后患者微信反馈，下肢暖和起来，小便亦通畅起来，其余诸症亦渐向好。

按语：《素问·阴阳离合论》有云："阴阳者，数之可十，推之可百，数之可千，推之可万，万之大不可胜数，然其要一也。"所以调和阴阳，不能只局限于八纲之表里、寒热、虚实，更应顾及燥湿、升降、营卫、气血、上下等。平衡与对称是宇宙的普遍规律。

（2021年2月18日）

尿道炎案

林某，女，27岁。

病情：尿频、尿急、尿不尽，刺痛2天，伴口干口苦、腹胀，尿道灼热感，小便短、色偏红，大便稀。平素易上火。胃口尚可。舌苔稍黄腻，舌体多齿痕。

辨证立法：下焦湿热，损津伤络；中焦脾失运化，升降失常。当清热利湿，健脾润燥，兼以调和升降、缓急为法。

主要平衡点及对应用药：

· 燥湿：天花粉、茯苓、苍术、泽泻、车前草、淡竹叶。

· 寒热：黄芩、黄柏。

· 升降：厚朴、陈皮、枳实。

· 通堵：蒲黄。

· 缓急：白芍、甘草。

处方：

天花粉 3g	茯苓 6g	泽泻 6g	车前草 6g
淡竹叶 6g	苍术 3g	厚朴 5g	陈皮 3g
枳实 5g	白芍 6g	甘草 3g	黄芩 3g
黄柏 3g	蒲黄 5g		

6 剂，水煎服。

服后反馈：一剂知，三剂已。

按语：读方三年，以为天下无病可治；治病三年，乃知天下无方可用。习医者初多受益于方证，后又多困于方证。执方以对证，中则言方证相对，不中则一脸茫然。看破方证，无非阴阳而已，则执方变为制方。制方虽万变，亦不过阴阳而已。善制方者，和其阴阳，以平为期而已。

（2021 年 7 月 1 日）

六、妇科疾病

焦虑、乳腺增生案

陈某，女，42岁，广西柳州人，2021年4月25日网诊。

病情：情绪不稳定，易焦虑，乳腺增生明显，白带黄色，月经量少，大便不成形。舌苔根部黄腻，舌质暗红，舌边多齿痕。

辨证立法：肝气不舒，脾土不运，脾湿不化，湿聚化痰故乳腺增生，久湿生热故多黄带，痰湿阻脉故月经量少。当舒肝缓急，健脾燥湿，化痰散结，佐以清热、活血。因患者惧服中药，改内服为泡浴。

主要平衡点及对应用药：

· 燥湿：茯苓、白术、苍术。

· 寒热：黄柏、苦参。

· 通堵：当归、桃仁、红花。

· 散结：夏枯草、瓜蒌。

· 升降：厚朴。

· 左右：柴胡。

· 缓急：白芍。

处方：

柴胡 24g	白芍 16g	当归 16g	茯苓 20g
白术 20g	黄柏 12g	苦参 12g	桃仁 9g
红花 9g	夏枯草 30g	瓜蒌 24g	苍术 9g
厚朴 9g			

5 剂，每次 6 碗水煎 2 遍，兑入凉水泡浴。

后电话反馈：乳腺增生明显变小，心情愉悦，其余诸症亦明显改善。

（2021 年 5 月 31 日）

月经不调案

章某，女，31 周岁。2021 年 6 月 25 日网诊。

病情：自诉月经错后已 17 天，仍然不见有来潮之迹象，排除妊娠。口唇周围多痤疮及粉刺，无口干口苦，无胸闷腹胀，饮食、二便如常，舌淡苔白，舌底静脉瘀青明显。

辨证立法：肝经气滞血瘀，当以舒肝活血理气为法。

主要平衡点及对应用药：

· 通堵：桃仁、红花、土鳖虫、当归、苏木。

· 左右：香附。

处方：

| 桃仁 16g | 红花 16g | 土鳖虫 15g | 香附 15g |
| 当归 9g | 苏木 15g | | |

2 剂，水煎服。

患者反馈，服后月经果至。再观其舌底静脉瘀青已经明显消退，唇周之痤疮亦随之消退。

（2021 年 6 月 28 日）

痛经案（1）

陈某，女，20 岁，浙江温州人，现为厦门大学大二学生。因痛经求网诊。

自述症状：多年来，每次月经即痛苦异常，绞痛、胀痛连绵不断，坐立不安，夜不能寐。月经有血块，饮食及二便正常。舌苔白腻，舌尖淡红。

辨证立法：绞痛，言其缓急失常；胀痛兼有血块，言其气血阻滞；舌苔白腻，言脾失健运，寒瘀胞宫，升降失调。妇科月经问题，病在左右。治当疏肝健脾，温中活血，缓急止痛，兼顾调和升降。

主要平衡点及对应用药：

· 燥湿：茯苓。

· 升降：竹茹、枳实、陈皮、法半夏。

· 缓急：白芍、甘草。

· 寒热：炮姜。

· 通堵：五灵脂、乳香、没药。

· 左右：柴胡。

处方：

竹茹 6g　　　枳实 6g　　　陈皮 3g　　　法半夏 6g

茯苓 6g　　　炙甘草 3g　　　炒白芍 9g　　　炮姜 3g

五灵脂 6g　　乳香 3g　　　　没药 3g　　　　柴胡 6g

2 剂，水煎服。

服后其母亲亲自打电话给我说，效果极佳，大黑血块排出，疼痛立缓。

按语：白芍、甘草缓急止痛；乳香、没药、五灵脂活血止痛；炮姜温中止痛；柴胡引药入肝经，茯苓健脾，妙在竹茹、枳实、陈皮、法半夏，其沉降兼具开通中焦之力，引药下沉，直达病所。所制之方兼顾缓急、通堵、寒热、升降、左右之平衡，故药效若神。神即道，道即规律，道法自然，道即如来。按规律办事即是神。

（2021 年 12 月 25 日）

痛经案（2）

陈某，女，16 岁，浙江温州高二学生，时来月经，疼痛难耐，其母亲特来电话问询。

病情：小腹一阵阵抽痛，夹杂酸痛，平时小腹怕凉。舌淡，舌根苔腻，有齿痕。舌底静脉有瘀青。

辨证立法：抽痛则为缓急失常；舌有齿痕，舌根苔腻，乃脾失健运，升降失常；舌底静脉瘀青，乃气血瘀滞；平时小腹怕冷，乃寒。治当温中健脾，调和升降，活血止痛，兼以缓急之法。

主要平衡点及对应用药：

·缓急：白芍、赤芍、甘草。

· 燥湿：麦冬、茯苓、白术、泽泻。

· 升降：竹茹、枳实、陈皮、法半夏。

· 通堵：五灵脂、乳香、没药。

· 寒热：炮姜。

处方：

炒白芍 6g	赤芍 6g	炙甘草 3g	麦冬 3g
茯苓 6g	白术 6g	泽泻 6g	竹茹 6g
枳实 6g	陈皮 3g	法半夏 6g	五灵脂 6g
乳香 3g	没药 3g	炮姜 6g	

3 剂，水煎服。

服后反馈：一剂知，二剂已。

按语： 予芍药甘草汤以缓急，茯苓、白术以健脾。脾失健运，升降失常，故以竹茹、枳实、陈皮、法半夏，调和升降。更佐以五灵脂、乳香、没药活血止痛，炮姜温中止痛。该方融缓急、燥湿、升降、通堵、寒热诸平衡法门，故效如桴鼓。

（2022 年 1 月 17 日）

痛经案（3）

陈某，女，20 岁，温州乐清市人，因痛经，其母来电话代为问询。

病情： 每次月经刚来时，小腹及腰部疼痛异常，乃至于寝食难安。小便如常，大便黏腻，经血量少，色红。舌苔白腻，舌胖大。

辨证立法：小腹疼痛且舌苔白，当属内寒兼缓急失常；舌苔白腻，舌体胖大，大便黏腻，当属脾失健运，痰湿内蓄，升降失常；经血量少，乃气血瘀滞。当以温中健脾，调和升降，缓急止痛，兼顾化瘀为法。

主要平衡点及对应用药：

· 缓急：白芍、炙甘草。

· 燥湿：茯苓、白术。

· 寒热：干姜。

· 升降：竹茹、枳实、陈皮、法半夏。

· 通堵：五灵脂。

处方：

白芍 9g	炙甘草 6g	茯苓 9g	白术 9g
干姜 9g	竹茹 9g	枳实 9g	陈皮 6g
法半夏 9g	五灵脂 6g		

2 剂，水煎服。

服后反馈：一剂知，二剂已。

按语：白芍、甘草，缓急以止痛；干姜，温中以止痛；茯苓、白术健脾；竹茹、枳实、陈皮、法半夏，以沉降之力调和脾胃之升降，兼能引导诸药力下沉，直达病所；五灵脂活血化瘀。诸药相合，融会缓急、燥湿、升降、寒热、通堵之平衡法门，效果立彰。

（2022 年 1 月 27 日）

小腹冰冷案

薛某，女，26 岁，上海人。2021 年 8 月 10 日经朋友介绍求网诊。诊前 3 周曾有小产。

病情： 现自觉小腹冰冷，腹胀，便秘，多梦眠浅，心烦易怒。舌胖大，舌尖稍红，苔稍腻。

辨证立法： 小产后，伤下焦之阳，故小腹冰冷；脾失健运，升降失常，肠燥津亏，上热下寒。当以健脾润燥，调和升降，清上温下为法。

主要平衡点及对应用药：

· 燥湿：火麻仁、苍术、茯苓、白术。

· 升降：厚朴、陈皮、枳实、法半夏。

· 寒热：黄连、栀子、炮姜、肉桂。

处方：

苍术 18g	厚朴 18g	陈皮 12g	枳实 18g
法半夏 18g	茯苓 18g	黄连 6g	焦栀子 6g
火麻仁 18g	白术 18g	炮姜 12g	肉桂 6g

取上药共为末，每次温开水调服半汤匙（约 3g），日 3 次。

服后反馈：睡眠已良好，大便通畅，其余诸症亦向好。

（2021 年 8 月 17 日）

七、外科系统疾病

落枕案

邱某，男，27 岁。

病情：一觉醒来，自觉颈项扭转困难，饮食、二便如常。舌淡，苔薄白。

辨证立法：气血瘀滞，筋脉拘急，当以柔肝缓急为法。

主要平衡点及对应用药：

·缓急：白芍、炙甘草。

处方：

白芍 24g　　　炙甘草 10g

2 剂，水煎服。

后电话反馈，药后颈部已十愈八九。

（2021 年 2 月 15 日）

痛风足痛案

刘某，男，52 岁，福建龙岩人，2021 年 7 月 1 日网诊。

病情：2 天前左踇趾开始红肿、剧痛，伴口干、口苦，小便短黄，腰酸，有恶心感，胃口一般。舌质暗红，舌苔黄腻。

辨证立法：脾失运化，痰湿内蓄，郁久化热伤津；脾失运化，水湿不利，湿浊之气日积，阻塞经络，经络不通，不通则痛；脾失运化，升降失常。当清热健脾，利湿润燥，调和升降，缓急止痛，佐以活血散结为法。

主要平衡点及对应用药：

· 燥湿：天花粉、茯苓、泽泻、猪苓、白术。

· 寒热：黄芩。

· 缓急：白芍、赤芍、甘草。

· 升降：陈皮、法半夏、竹茹、枳实。

· 通堵：五灵脂。

· 散结：山慈菇。

· 上下：川牛膝。

一诊处方：

天花粉 9g	茯苓 9g	泽泻 9g	猪苓 9g
白术 9g	黄芩 9g	川牛膝 9g	陈皮 6g
法半夏 9g	竹茹 9g	枳实 9g	白芍 12g
赤芍 12g	甘草 6g	五灵脂 9g	山慈菇 9g

2 剂，水煎服。

二诊：服后足趾剧痛已缓解许多，但之前感冒仍遗留有咽干、咽痒、咳嗽、咳痰不易出等症状。

辨证立法：燥湿相混，风邪外受，肺气出入升降失常。

补充平衡点及对应用药：

· 燥湿：海浮石、浙贝母、瓜蒌。

· 表里：荆芥、防风。

・出入：前胡、桔梗。

二诊处方：于前方加海浮石 12g，瓜蒌 9g，浙贝母 9g，前胡 9g，桔梗 9g，荆芥 6g，防风 6g。2 剂，水煎服。

微信反馈：诸症若失，基本告愈。

（2021 年 7 月 5 日）

右小趾骨折案

黄某，女，38 岁，莆田人（电话问询）。

病情：12 天前右小趾受外伤骨折（系拍片显示，医以石膏固定欲待其自然愈合）。至今右下肢仍然疼痛，肿胀明显。胸闷，小便短少，大便干燥。舌苔水滑，舌体胖大，舌质瘀斑明显。

辨证立法：水瘀互结，经络缓急失常，气机升降失调，兼有肠燥津亏。当以健脾利水，活血化瘀，和其升降，缓急止痛为法。

主要平衡点及对应用药：

・燥湿：火麻仁、茯苓、泽泻、薏苡仁、车前子、赤小豆。

・通堵：乳香、没药、桃仁、红花。

・升降：厚朴。

・上下：川牛膝。

・缓急：白芍、赤芍、甘草。

处方：

火麻仁 9g	茯苓 9g	泽泻 9g	薏苡仁 12g
车前子 9g	赤小豆 9g	乳香 6g	桃仁 6g
红花 6g	没药 6g	川牛膝 9g	白芍 9g
赤芍 9g	厚朴 9g		

3 剂，水煎服。

患者服完 3 剂反馈：右足之疼痛和肿胀已经消除，且人也清爽许多。

按语： 火麻仁润肠通便；茯苓、泽泻、薏苡仁、车前子、赤小豆健脾利水；乳香、没药、桃仁、红花活血化瘀；川牛膝引药下行；厚朴沉降胸中大气；白芍、赤芍缓急止痛。以上诸药组方对称、严谨，分工明确，共同实现燥湿、通堵、升降、缓急诸平衡。患者服药后说，自觉有股热气直贯足底，十分舒服。

（2021 年 9 月 9 日）

急性眼炎案

朱某，女，19 岁，福建某大学大二学生，2021 年 10 月 25 日微信问询。

病情： 右眼白睛多血丝，眼周肿，眼干涩痒。口干，无口苦，小便短，大便正常。舌有齿痕，苔稍腻，舌尖稍红。

辨证立法： 肝开窍于目，肝火炎于上，故眼睛干涩、多血丝；湿热郁于内，故眼肿、口干；外受风邪，故痒。当清肝火，利湿清热，兼以祛风为法。

主要平衡点及对应用药：

· 表里：荆芥、防风。

· 燥湿：天花粉、白茅根、芦根、淡竹叶。

· 寒热：生石膏。

· 左右：石决明、菊花（肝左肺右）。

处方：

天花粉 6g   白茅根 9g   芦根 9g   淡竹叶 9g

生石膏 12g   菊花 9g   石决明 9g   荆芥 6g

防风 6g

上药共为末，每次服半匙（约 3g），日 2 次。

3 天后反馈：小便清长，前述症状亦基本消退。

按语：菊花、石决明清肝火；生石膏清里热；白茅根、芦根、淡竹叶引湿热之邪从小便而走；更佐荆、防以祛风。该方兼顾表里、寒热、燥湿、左右之平衡，效果显著。

（2021 年 10 月 28 日）

指关节肿胀案

伍某，女，53 岁，上海人，2021 年 10 月 16 日经友人介绍电话问询。

病情：近 1 年多来，十指关节反复肿胀疼痛，晨起明显。伴口干，心烦，焦虑，五心烦热，腰膝酸软，小便短少，大便黏腻。舌苔黄腻，舌胖大，舌尖红。

辨证立法：脾失健运，则痰湿内蓄。脾主四肢，痰湿流于关节骨缝之间，阻塞经络则肿胀。心火不降则烦热，肾气不固则腰膝酸软。故当健脾祛湿，化痰润燥，清心固肾，兼以缓急止痛为法。

主要平衡点及对应用药：

·燥湿：天花粉、茯苓、泽泻、白术、猪苓、车前草。

·升降：竹茹、枳实、陈皮、法半夏、厚朴。

·寒热：黄连、栀子、牡丹皮。

·上下：怀牛膝。

·缓急：白芍、赤芍、甘草。

处方：

天花粉 6g	茯苓 6g	泽泻 6g	白术 6g
猪苓 6g	车前草 6g	竹茹 6g	枳实 6g
厚朴 3g	陈皮 3g	法半夏 6g	黄连 3g
栀子 6g	牡丹皮 6g	怀牛膝 6g	白芍 6g
赤芍 6g	甘草 3g		

上药共为末，每服半匙（约 3g），日 2 次。

半个月后反馈：关节肿胀明显缓解，心烦、焦虑、腰膝酸软等亦向好。

按语：芍药、甘草缓急止痛；黄连、栀子清上；怀牛膝固下；茯苓、白术、泽泻、猪苓、车前草等健脾祛湿，天花粉防止利湿伤津。燥湿、上下、缓急、寒热诸平衡点环环相顾，所谓"和其阴阳，以平为期"而已。

（2021 年 11 月 1 日）

右手臂疼痛案

陈某，女，19 岁，厦门大学学生。2021 年 6 月 12 日网诊。

病情：1 天前突然右手、右臂及右侧脸部有胀痛、刺痛感，右侧脸部肿胀明显，怕冷，易疲劳。无口干口苦，饮食二便如常，舌淡苔薄白。自己曾找中医艾灸、扎针不见好转。

辨证立法：风邪袭络，气血瘀滞，局部水湿阻滞，当以祛风除湿，活血通络止痛为法。

主要平衡点及对应用药：

· 通堵：川芎、元胡、姜黄。

· 表里：桑枝、桂枝、羌活。

处方：

元胡 24g	川芎 16g	姜黄 16g	桑枝 16g
桂枝 12g	羌活 12g		

3 剂，水煎，局部外洗。

后微信反馈：外洗 1 剂 1 个小时后，手臂皮肤发烫，后渐渐缓解，直至痊愈。

（2021 年 6 月 15 日）

肩臂疼痛案

陈某，女，58 岁，福州人，因右肩臂疼痛 1 周请求网诊。

病情：右肩臂抬手即痛，伴多梦眠浅，口稍干，无口苦，小便如常，大便稍黏腻。舌淡红，舌苔白腻。

辨证立法：肩臂经络受风寒湿邪之侵袭，气血凝滞，不通则痛。兼之脾运不健，升降失常，阳气不潜，故多梦眠浅。当祛风散寒，除湿止痛，兼以调和升降，养心安神之法。

主要平衡点及对应用药：

·燥湿：天花粉、陈皮、法半夏、茯苓。

·升降：竹茹、枳实。

·通堵：姜黄、乳香、没药。

·表里：羌活、桑枝。

·上下：远志、酸枣仁。

处方：

天花粉 3g	竹茹 6g	枳实 6g	陈皮 3g
法半夏 6g	茯苓 6g	甘草 3g	姜黄 6g
羌活 6g	桑枝 6g	乳香 3g	没药 3g
远志 6g	酸枣仁 6g		

6 剂，水煎服。

服后反馈：肩臂疼痛基本痊愈，且睡眠质量变好。

按语：竹茹、枳实、陈皮、半夏乃沉降之药，能引导阳气下潜；酸枣仁、远志以安心神；羌活、姜黄散寒止痛；桑枝、乳香、没药通络止痛。诸药相合，以达升降、表里、通堵之平衡，故疗效显著。

（2021 年 12 月 1 日）

八、心血管系统疾病

高血压案

郭某，女，51岁。血压多次均在160/90mmHg以上，西医专家诊断为高血压，建议服用降压药。因坚信中医之伟大，转投中医。

病情：头晕，头两侧疼痛，眼睛干涩，易怒，心烦，口干，眠浅，腹胀，腰酸腿软，下肢畏寒，易疲惫，小便黄。舌苔白腻，舌尖稍红，多齿痕。寸脉浮，关脉滑，尺脉沉。

辨证立法：肝气上浮，化为邪火。心火亢奋，肾气虚寒。燥湿相混，郁而生热。中焦失运，升降失常。

主要平衡点及对应用药：

·燥湿：天花粉、茯苓、泽泻、苍术。

·升降：川芎、厚朴、竹茹、枳实、陈皮、法半夏。

·寒热：生石膏、黄连、栀子、肉桂。

·左右：桑叶、菊花、石决明、决明子、龙齿、牡蛎。

·上下：天麻、杜仲、枸杞子。

处方：

菊花 12g	桑叶 9g	石决明 10g	川芎 6g
决明子 9g	龙齿 12g	牡蛎 12g	杜仲 9g

枸杞子 9g	栀子 5g	黄连 2g	肉桂 2g
天麻 9g	天花粉 6g	茯苓 9g	泽泻 9g
生石膏 9g	竹茹 6g	枳实 6g	陈皮 6g
法半夏 6g	苍术 6g	厚朴 6g	

6 剂，水煎服。

服用 4 剂，患家微信反馈，血压已控制在 140/80mmHg 以下，睡眠及其他诸症皆好转。

（2021 年 1 月 21 日）

低氧血症案

陈某，男，66 岁，福建三明人，旅居山东省威海市。

病情：10 天前外感风寒，在当地经治疗后（具体用药不详），仍咳嗽、咳黏痰，动则胸闷气喘，神疲，小便短少，大便艰难。舌苔厚腻，舌质紫。不吸氧时，查血氧饱和度为 80%。现每天在家自行吸氧，方可度日。

辨证立法：痰湿蓄肺，中气不足，气机出入升降失常。当化痰祛湿，健脾益气，兼调和气机之出入升降为法。

主要平衡点及对应用药：

·燥湿：天花粉、海浮石、瓜蒌、防己、茯苓、白术。

·升降：竹茹、枳实、陈皮、法半夏、厚朴、山楂、神曲。

·出入：前胡、桔梗。

·虚实：党参。

·上下：川牛膝。

处方：

海浮石 6g	瓜蒌 6g	天花粉 3g	防己 6g
竹茹 6g	枳实 6g	陈皮 3g	法半夏 6g
茯苓 6g	厚朴 3g	山楂 6g	神曲 6g
党参 6g	白术 6g	川牛膝 5g	前胡 6g
桔梗 6g	甘草 3g		

6剂，水煎服。

二诊：上述症状已有好转，基本不咳，已无黏痰，不吸氧时，查血氧浓度92%。但仍自觉气提不起来，舌底静脉瘀青。遂以活血化瘀，健脾益气，升提中气，兼调和升降为法。

主要平衡点及对应用药：

·虚实：黄芪、党参。

·寒热：知母。

·升降：神曲、麦芽、竹茹、枳实、陈皮、法半夏。

·通堵：桃仁、红花。

·燥湿：天花粉、茯苓、白术、泽泻。

·上下：川牛膝。

处方：

桃仁 3g	红花 3g	党参 6g	黄芪 9g
知母 5g	神曲 6g	炒麦芽 6g	天花粉 3g
茯苓 6g	白术 6g	泽泻 6g	竹茹 6g
枳实 6g	陈皮 3g	法半夏 6g	川牛膝 6g

6剂，水煎服。

服后反馈：症状进一步好转，不吸氧时，血氧浓度已能维持在97%。希望能继续调理，以巩固疗效。

按语：鄙人认为，平衡是一切生机的基础。该案不但用中医调理其阴阳、寒热、虚实、升降等平衡，同时亦加强其饮食的平衡，嘱咐患者日常早餐饮食改为平衡营养餐，加服多种维生素片1片，钙镁片2片，亚麻籽油胶囊2粒。中医的阴阳平衡与营养学的平衡相得益彰，故疗效显著。

（2021年8月26日）

烘热心烦汗出案

中医石君，系吾中医圈朋友，河南平顶山人。不久前网推一位患者，多方医治乏效，现请我帮他网络上会诊一试。该患者系男性，80岁，乃医生同行。

病情：患者多年来常于半夜突然烘热，心中烦躁，随即大汗淋漓，湿透内衬，痛苦异常。口干，无口苦，腹胀，下肢浮肿，小便黄，大便稀，怕冷。舌胖大，舌尖暗红，舌苔腻偏黄有裂痕。

辨证立法：脾土不运，燥湿相混，升降失常，上热下寒，气血瘀滞。

主要平衡点及对应用药：

·燥湿：天花粉、石斛、海浮石、茯苓、泽泻、滑石、猪苓、白术、苍术。

·升降：厚朴、陈皮、竹茹、枳实、法半夏。

·寒热：黄连、焦栀子、肉桂。

·通堵：丹参、桃仁。

·上下：怀牛膝。

处方：

天花粉 9g	石斛 9g	海浮石 9g	茯苓 9g
泽泻 9g	滑石（包煎）9g	猪苓 9g	白术 9g
苍术 9g	厚朴 6g	陈皮 6g	竹茹 9g
枳实 9g	法半夏 9g	黄连 3g	焦栀子 6g
丹参 6g	桃仁 6g	肉桂 3g	怀牛膝 6g

3 剂，水煎，饭后半小时服。

二诊： 服 1 剂半，自觉口干改善，小便较长，下肢浮肿亦略消，但烘热、心烦依旧。患者颇知医，电话询问，不知方药是否对症？吾反复核对病机病症，不改其方，嘱其改为饭前服用。再服 1 剂半，患者又来电话，烘热心烦已大减，但仍汗多，日稀便 3 次，胃口差，脚抽筋。当以敛汗、涩肠、缓急为法。

主要平衡点及对应用药：

·燥湿：天花粉、石斛、茯苓、白术、泽泻。

·敛散：麻黄根、浮小麦（敛汗），乌梅、赤石脂（涩肠）。

·升降：竹茹、枳实、陈皮、法半夏、山楂、神曲、麦芽。

·上下：远志、酸枣仁。

·缓急：白芍、炙甘草。

处方：

麻黄根 9g	浮小麦 9g	怀山药 9g	乌梅 9g
赤石脂 6g	天花粉 9g	石斛 9g	茯苓 9g
白术 9g	泽泻 9g	竹茹 9g	枳实 9g
陈皮 6g	法半夏 9g	远志 9g	酸枣仁 9g
山楂 9g	神曲 9g	麦芽 9g	白芍 12g
炙甘草 6g			

3 剂，水煎服。

服后反馈：多汗、滑泻有明显改善，胃口也变好。

（2021 年 9 月 24 日）

后 记

　　朱君庭芳之《平衡中医——回归阴阳的本源》终于付梓出版，作为积极联络出版和助推者，余甚感欣慰，心中无限欢喜。

　　余与庭芳君相识应该归功于现代发达的网络，神奇的网络能让天各一方素昧平生的两个陌生人突破空间局限而成为知己。我在北方边陲乌苏里江畔的饶河，他则在东南沿海的漳州。

　　我们相识于王三虎教授的网络弟子班。作为同门师兄弟，倾听师之教诲，探讨师传之医道乃是常理，然庭芳君于微信群里常发卓然不群之言论，常示效如桴鼓之医案，我等同学为之诧异。一者，在以王三虎老师为尊的群里发表有异于老师的观点，有冒犯老师之嫌；二者，在著作等身的经方大家面前，发独树一帜、自创一派的医案，亦有藐视老师之嫌。此举足见其特立独行的性格和学术的自信与执着。且其网名为"中国风"，一直以来未按师门规定改为其真实姓名，其人行事作风由此可见一斑也。

　　同群学习一年余，庭芳君言行依然如故，常发医案议论，师亦未曾愠怒，余甚觉疑惑。后细观其医案，乃自组新方，用药简洁，取材平常，药味很少，不按常规套方选药，但却称疗效如神，有桴鼓之应，不免让人心生疑惑，认为此君定是吹牛空谈之夜郎。

随着交往日益频繁，余对其为人性格及学术渊源有了更多的了解。其人豪爽大气，真诚直率，其文笔短小精悍，用药轻灵简洁，疗效卓著。其之所以在群里十分随意，乃因其与师三虎教授于学术问题上多有探讨交流而为师所首肯也。

余素有胃病，迁延十余年治而未愈，每于夜半则隐隐作痛，致不能安眠。因问药于庭芳君，其欣然赠方，按方抓药，竟一服得效。其间庭芳君审方查药，认真仔细，学术态度之严谨让人佩服。至此，余始信其学术已然自成一家，其医案也定然为其实践之结晶，临床之实录。

后庭芳君每成一新医案，必赠余先睹为快，至其书稿草成即发余阅读。纵观其书中所录医案，看似无门无派，有药无方，俨然医门之"迷踪拳"也。吾揣摩有时而未得其要，后与其再三探究，并深入学习思考，方悟其医道之深已化有形于无形矣！其学术体系，远承《内》《难》及《伤寒》《金匮》，近得张锡纯、郑钦安、施今墨、蒲辅周等诸贤之心法要诀，独悟阴阳平衡之中医大道。

中医之道，乃人体平衡之学。中医的诊断和治疗，即发现人体之不平衡状态，予以纠正，使人体重归于平衡状态。人体失于平衡则病，归于平衡则是疾病被治愈，身体得以康复。发现不平衡的方法叫作诊断，包括望闻问切；解决不平衡状态的方法叫作治疗，包括针灸、中药、按摩、刮痧、导引等，然其理则一也。中医把机体各种不平衡状态统用"阴阳"二字来高度概括，所以阴阳乃辨证与治疗的总纲。八纲辨证之表里、寒热、虚实皆统一于阴阳。

庭芳君则是在此基础上发展了八纲辨证，把阴阳丰富化和具体化了，拓展为升降、燥湿、营卫、气血、散结、通堵、开合、上下、左右、缓急、体温的高低、气机的升降出入、功能的兴奋抑制等。

《黄帝内经》曰"察色按脉，先别阴阳"，"谨察阴阳所在而调之，以平为期"，"疏其气血，令其条达，以致和平"，"虚则补之，实则泻之"，"寒者热之，热者寒之"……这些诊疗方法和原则，无不蕴含着阴阳之理、平衡之策，是中医的核心治疗理念和各门各派不能丢弃的灵魂，亦是中医能够取得临床疗效，治愈现代医学不能治愈的复杂的疑难杂症之根本保证。中医之所以能在不知是何种病原体的情况下，数百次（有资料说是320次，也有资料说500余次）抗击历史上重大瘟疫而成功，包括此次应对全球范围流行的新型冠状病毒疫情，正是因为中医能够从阴阳平衡的层次上把握人体疾病发生、发展、变化、消除的本质和规律。

庭芳君正是从一个特殊视角审视中医、学习中医和继承中医的。他从传统中医套用成方的治病模式中走了出来，透过传统方证看到了中医治病之理，即阴阳平衡，从而悟透历代先贤传而难承的中医诊疗玄机，真正实现了辨证论治的精准化，从辨证处方的思想源头和临床的具体操作方法上，避免了方证对应和套用成方削足适履而导致的诸多弊端，使临床疗效的取得成为胸有成竹精准辨证论治后的必然结果。

《黄帝内经》曰："左右者，阴阳之道路也；水火者，阴阳之征兆也。"气机之左升右降，全赖中焦脾胃之升降作用，脾胃是气机升降的枢纽。余每于庭芳君医案中见温胆汤之影子，足见其对此方能发挥脾胃在气机升降中的枢纽作用有深刻的认识与丰富的实践经验。庭芳君能用微小剂量及寥寥数味药物而取效于临床，恰是因其深刻把握了阴阳平衡气机升降出入的玄机。

观庭芳君之处方，药少、量轻、方小，在当今中药之质量每况愈下的现实之下，能用如此小方小量而在临床获效，可见其已尽得医理真谛，让人刮目相看。且方小量少，既能为国家节约中药资源，又能为病家减少费用支出，还能增加用药的安全系数。若其学术体系能够大行于世，则于国于民于医皆大为有利，定会为当今千头万绪之中医的发展雪中送炭。

吾与庭芳君相交甚欢，学术交流频繁且深入，因而对其人其术甚为推崇。其术其道，本为其二十余年刻苦读书临床悟道所得，理应私藏阁中，或收徒敛财，或以其术治病发财。然庭芳君具足菩萨心肠，心怀大爱，怜悯天下苍生之疾苦，更忧心于中医界疗效不尽如人意之颓势，故公开其心得感悟和临床秘术，冀其术广为人知，传之于广大中医修习者，并验之于临床，取效于临床，亦希望广大读者与其人多多交往交流，共谋中医复兴大业。有鉴于此，才有其作《平衡中医——回归阴阳的本源》之出版。

今书即将出版，然其学术精华，余尚未尽得其要。庭芳君甚为焦急，嘱余勤加努力，率先学成其术，以弘扬中医阴阳平衡之大道，则可钦定为本门开山之大弟子。吾对其此情此义此心，甚为感激，深以为然。若能学成庭芳君中医平衡之学，济世活人于当下，疗效卓然于医林，吾由"大师兄"降格为"大弟子"，又何足惜哉？

是为记。

黑龙江省饶河县中医院主治医师 赵春杰

2022 年 6 月